NÄHEN WIE EIN CHIRURG

Ein ärztliches Handbuch zu chirurgischen Knoten und Nahttechniken, die in der Chirurgie, Notfall- und Hausarztmedizin angewendet werden.

M. Mastenbjörk M.D.
S. Meloni M.D.

Medical Creations

INHALTSVERZEICHNIS

Einleitung

Das Wort „Naht" bezieht sich auf die Verwendung eines fadenartigen Materials, um entweder Gewebe aneinander anzunähern oder Blutgefäße zu ligieren (abzudichten). Das Nähen ist eine Technik, die schon seit Jahrhunderten praktiziert wird. Die erste Erwähnung des Nähens geht auf das Jahr 3000 v. Chr. zurück und ist in der altägyptischen Literatur zu finden. Im Laufe der Jahre wurden verschiedene Materialien verwendet, darunter Hanf, Baumwolle und Seide. In ähnlicher Weise wurden Nadeln auch aus verschiedenen Materialien hergestellt – Knochen, Silber, Bronze und Kupfer.

Im Laufe der Jahre wurden sowohl die Materialien, die zum Nähen verwendet werden, als auch die Techniken immer weiter verfeinert. Die Nähtechniken erfolgen heute unter sterilen, aseptischen Bedingungen und unter Verwendung von gut gefertigten Instrumenten. Bestimmte Prinzipien sind jedoch über die Jahre hinweg gleich geblieben, und diese sind für den Erfolg und die Aufrechterhaltung der Gewebsintegrität unerlässlich.

Die meisten Studenten (und sogar einige Assistenzärzte) gehen davon aus, dass der Zweck des Nähens darin besteht, Schnitte zusammenzuhalten. Dies ist zwar richtig, aber das Nähen ist auch für eine Vielzahl anderer Zwecke nützlich. Im Folgenden werden einige gängige Anwendungen von Nähtechniken aufgeführt:

- Zum Verschließen von Schnitten, um eine primäre Heilung zu ermöglichen.
- Zur Annäherung der Wundränder nach Anheben eines Lappens oder einer Biopsie, um eine sekundäre Heilung zu ermöglichen.
- Zur Förderung der Blutstillung durch Schließen blutender Wundränder.
- Zum Abbinden von Blutgefäßen.
- Zur Annäherung der Enden von Blutgefäßen (Anastomose genannt), wodurch das Blut in andere Bereiche umgeleitet werden kann. Ein häufiges Beispiel dafür ist die Bypass-Operation am Herzen.
- Zur Widerherstellung durchtrennter Nerven und Sehnen.
- Zur temporären Verankerung von Gewebe und zum Zurückziehen während der Operation, um den Zugang und die Sicht zu verbessern.

Der Prozess des Nähens scheint oberflächlich betrachtet eine einfache Angelegenheit zu sein und wird in der Regel den Assistenzärzten oder chirurgischen Assistenzärzten am Ende der Operation überlassen. Das Nähen hingegen kann der gefährlichste Teil der Operation sein. Wenn das Nähen nicht korrekt durchgeführt wird, kann eine Vielzahl von postoperativen Problemen auftreten. Wundauflösung, Narbenhernie, fehlerhafte Heilung und Narbenbildung, Nachblutungen und Wundinfektionen sind Beispiele für diese Komplikationen. Daher ist es zwingend erforderlich, dass sich die Studenten mit den notwendigen Fertigkeiten zur Durchführung des Nähvorgangs vertraut machen.

Dieses Näh-Handbuch gibt Ihnen einen Einblick in die Grundlagen des Nähprozesses. Im ersten Teil des Handbuchs werden das erforderliche Rüstzeug, die Indikationen und die Grundprinzipien der Nahttechniken behandelt. Im nächsten Teil werden das Knüpfen von Knoten, verschiedene Arten von Nahtmaterial und ihre Anwendungen besprochen. Im letzten Abschnitt wird auch die Wundpflege vor und nach dem Nähen besprochen.

Beginnen Sie Ihre Praxis sofort mit unserem Naht-Übungsset „Medical Creations“.

Um einen Rabatt-Code zu erhalten, senden Sie UNS bitte eine E-Mail an: hello@medicalcreations.net

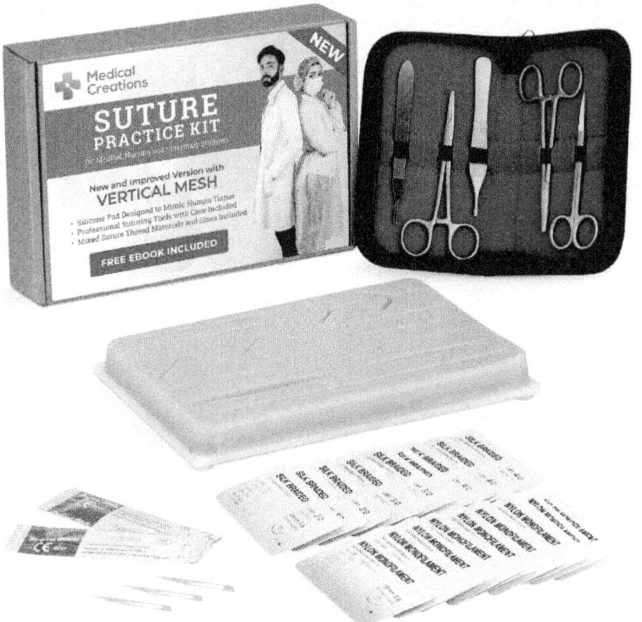

KAPITEL 1

Instrumentarium

Zum erfolgreichen Nähen werden zwei Materialien benötigt – chirurgische Nadel und Nahtmaterial. Diese können mit einem Handinstrument, nämlich dem Nadelhalter, manipuliert werden. Ein paar andere Instrumente, die nützlich sind, sind die Gewebehaltezange, die hilft, das zu nähende Gewebe zu stabilisieren, und eine Schere zum Schneiden der Nähte. Jede dieser Möglichkeiten wird in den folgenden Abschnitten detailliert beschrieben.

CHIRURGISCHE NADELN

Chirurgische Nadeln werden grundsätzlich verwendet, um das Nahtmaterial in das Gewebe zu bringen. Sie durchstechen die Haut oder tiefere Schichten und übertragen das auf ihnen montierte Material durch das Gewebe. Die ideale Nadel sollte die folgenden Eigenschaften besitzen:

- Sie muss steif genug sein, um Verformungen zu widerstehen.
- Sie muss flexibel genug sein, um sich zu biegen und nicht abzubrechen.
- Sie muss scharf genug sein, um das Gewebe leicht zu durchdringen.
- Sie muss schlank genug sein, um lediglich ein minimales Gewebetrauma zu verursachen.
- Sie muss sich im Nadelhalter festhalten lassen, ohne sich zu drehen.
- Sie muss leicht sterilisierbar sein.

In der Regel werden die Nadeln aus chirurgischem Edelstahl hergestellt, da dieser die meisten der oben genannten Eigenschaften erfüllt. Eine Nadel hat drei Komponenten – Öhr, Körper und Spitze.

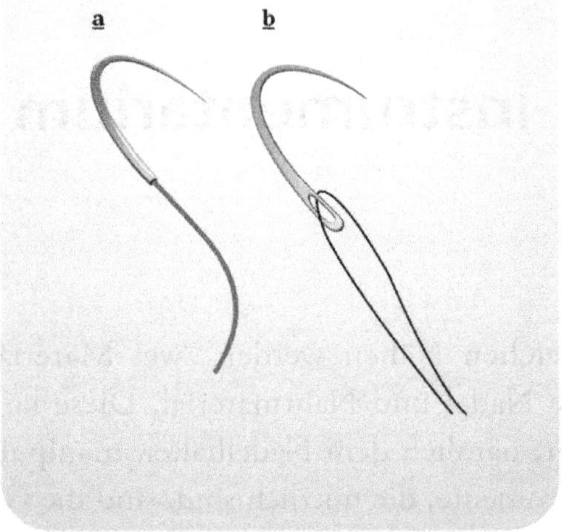

Nadelöhr: Dies ist der Teil, der das angebrachte Nahtmaterial enthält. Die Nadel kann entweder ein Ende mit einem „Öhr" haben, durch das das Nahtmaterial gefädelt wird (b), oder sie kann öhrenlos sein. Öhrenlose Nadeln werden auch als ungeöhrte Nadeln bezeichnet, wobei das Nahtmaterial innerhalb der Nadeln gequetscht wird (b). Ungeöhrte Nadeln erzeugen ein geringeres Gewebetrauma als Nadeln mit Öhren, da nur ein Strang des Nahtmaterials durchgezogen wird. Nadeln mit Öhren führen zwei Materialstränge und eventuell einen Knoten durch das Gewebe. Dadurch entsteht auch ein Loch, das breiter ist als das endgültige Nahtmaterial, das zurückbleibt, was potenziell zu Leckagen und Infektionen führen kann. Ungeöhrte Nadeln sind nur für den einmaligen Gebrauch bestimmt, daher stellen der Verlust der Nadelschärfe und die Sterilisation kein Problem dar. Nadeln mit Öhren können jedoch kostengünstiger sein.

Bei ungeöhrten Nadeln gibt es zwei Möglichkeiten, die Nahtnadel am Material zu befestigen - das Laserbohren und die Kanalfixierung. Beim

Laserbohren wird ein Loch in das hintere Ende der Nadel gebohrt, in dem die Naht fixiert wird. Bei der Kanalfixierung wird am Nadelende ein kleiner Schnitt oder Kanal für die Hälfte seiner Dicke angebracht und das Material in diese Vertiefung fixiert.

Nadelkörper: Dies spiegelt die Form der Nadel wider. Der Nadelkörper kann entweder gerade oder gebogen sein. Gebogene Nadeln gibt es mit verschiedenen Krümmungsgraden, z. B. Halbkreis, 1/4 Kreis, 3/4 Kreis, 3/8 Kreis oder 5/8 Kreis. Während die 3/8-Nadel am häufigsten zum Nähen verwendet wird, haben auch die anderen Arten bestimmte Anwendungen. Diese sind in Tabelle 1 skizziert.

TABELLE 1. *Klassifizierung von Nadeln basierend auf der Körperkrümmung*

TYP DES NADELKÖRPERS	ANWENDUNGEN
Gerade Nadel	Selten verwendet, wenn der Hautverschluss von Hand erfolgt.
Halb gebogen (Skinadel)	Laparoskopische Chirurgie.
¼-Kreis	Durch die flache Krümmung ist sie für konvexe Oberflächen geeignet. Wird in der Ophthalmochirurgie und Mikrochirurgie verwendet.
3/8-Kreis	Am häufigsten verwendet. Am besten für oberflächliche und große Wunden. Sie benötigt einen weiten Rotationsbogen, ist also nicht für tiefe Wunden geeignet.
½-Kreis	Sie wird in engen Räumen wie dem Magen-Darm-Trakt, dem Bauchfell und den Atemwegen eingesetzt.
5/8-Kreis	Wird in tiefen, engen Räumen eingesetzt, benötigt nicht viel seitlichen Platz zum Drehen. Dazu gehören Urogenitaltrakt, Becken, Rachen und Mundhöhle.

Nadelspitze: Sie ist der Punkt, an dem das Eindringen in das Gewebe beginnt. Nadelspitzen können anhand ihres Querschnitts klassifiziert werden. Die Querschnittsform ist wichtig, da sie die Fähigkeit der Nadel widerspiegelt, Gewebe zu durchdringen. Ein scharfer Querschnitt durchdringt das Gewebe leicht und ist für härtere Strukturen nützlich. Ein glatter, runder Querschnitt kann bei gesiebten und brüchigen Geweben vorzuziehen sein. Die verschiedenen Arten von Nadelspitzen und ihre Anwendungen sind in Tabelle 2 skizziert.

TABELLE 2. *Klassifizierung von Nadeln basierend auf dem Querschnitt der Spitze*

TYP DER NADELSPITZE	KREUZSCHNITT	ANWENDUNGEN
Rundkörper - zugespitzt	Kreisförmig, spitzt sich zu an der Spitze	Muskeln, Faszien, Schleimhaut, Bauchfell, abdominale Eingeweide
Stumpfer runder Korpus	Kreisförmige, abgerundete Spitze	Augenmuskel, parenchymatöses Gewebe
Schneiden	Dreieck, Schneidkante auf konkaver Fläche	Zähes sklerotisches Gewebe, Sternum
Rückwärtsschneiden	Umgekehrtes Dreieck, Schneidkante auf konvexer Fläche	Gewebe, die zäh sind, aber reißen können, z. B. Haut
Spatula	Trapezförmig	Ophthalmologische Chirurgie, Mikrochirurgie

ART DER SPITZE	SYMBOL	
Kegelspitze	●	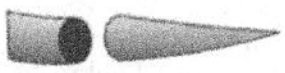
Stumpfe Kegelspitze	○	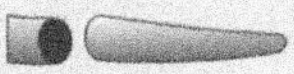
Schneidkante	▲	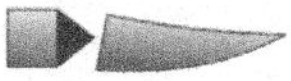
Umgekehrte Schneidkante	▼	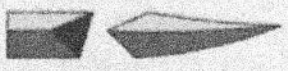
Kegelschnitt	☮	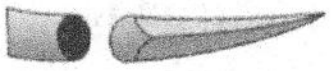
Mikro-Punktspatel Gebogen	▾	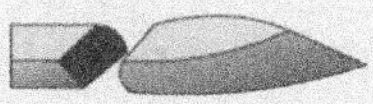

NAHTMATERIAL

Das Nahtmaterial ist von großer Bedeutung, da es das Gewebe während der Heilungsphase tatsächlich zusammenhält. Dieses Material sollte daher strukturelle Integrität aufweisen und darf gleichzeitig keine Schäden am Gewebe verursachen. Es gibt mehrere Eigenschaften, die ein ideales Nahtmaterial besitzen muss. Dazu gehören die folgenden:

- Es sollte steril sein oder muss sterilisierbar sein, ohne seine strukturelle Integrität zu beeinträchtigen.
- Es sollte biokompatibel sein und keine Gewebereaktion oder -reizung verursachen.
- Es sollte einfach zu handhaben sein.
- Es sollte nicht ausfransen oder leicht abreißen und eine gute Knotensicherheit ermöglichen.
- Es sollte eine hohe Zugfestigkeit aufweisen, die auch während der Einheilphase erhalten bleibt.

- Nach Abschluss der Einheilphase sollte es ein geeignetes Absorptionsprofil aufweisen.
- Es sollte antibakterielle Eigenschaften haben.
- Es sollte kostengünstig sein.

Leider gibt es derzeit nicht das ideale Nahtmaterial, und den meisten handelsüblichen Materialien fehlen eine oder mehrere der oben genannten Eigenschaften. Daher muss der Chirurg das bestmögliche Material in Abhängigkeit von dem zu nähenden Gewebe, der anatomischen Lage und den Wirtsfaktoren auswählen.

Arten von Nahtmaterial

Nahtmaterialien können aufgrund ihrer Herkunftsquelle als natürliche Materialien oder synthetische Materialien klassifiziert werden. Natürliche Nahtmaterialien sind inzwischen weitgehend durch synthetische Materialien ersetzt worden, da synthetische Materialien weniger Gewebereaktionen hervorrufen und besser vorhersagbare Eigenschaften wie Zugfestigkeit und Absorptionsrate haben. Natürliche Materialien sind jedoch kostengünstiger und werden daher immer noch häufig dort eingesetzt, wo die Kosten eine wichtige Rolle spielen. Naturseide wird häufig zur Sicherung von Abläufen verwendet.

Nahtmaterialien können in resorbierbare und nicht resorbierbare Kategorien eingeteilt werden, je nachdem wie sie sich im Körper verhalten.

Absorbierbare Materialien: Absorbierbare Materialien werden nach einer bestimmten Zeit durch die Enzyme des Körpers oder durch Hydrolyse verdaut. Die Absorptionsrate ist für diese Materialien wichtig, da der Absorptionsprozess offensichtlich die strukturelle Integrität des Materials schwächt. Idealerweise sollte die Absorption erst beginnen, wenn die Wunde eine ausreichende Zugfestigkeit erreicht hat. Die Absorptionsrate kann durch die Art des Materials, den Bereich des Körpers, in dem die Naht platziert wird, und durch Wirtsfaktoren beeinflusst werden. Diese Nähte sind nützlich, wenn tiefere Körperschichten vernäht werden, da eine Nahtentfernung in diesen Bereichen nicht möglich ist. Diese Materialien werden auch in Bereichen eingesetzt, die schnell heilen, wie z. B. Dünndarmanastomosen, Harn- und Gallenwege.

Nicht resorbierbare Materialien: Nicht resorbierbare Materialien werden bevorzugt, wenn eine langfristige Gewebeunterstützung erforderlich ist. Diese Materialien müssen entweder manuell entfernt werden oder werden durch die Entzündungsprozesse des Körpers abgewürgt. Diese können für oberflächliche Wunden, Wunden, die langsam heilen müssen, wie z. B. Gefäßligaturen oder Anastomosen, sowie zum Nähen von Muskeln, Sehnen, Faszien und zum Verschluss der Bauchdecke verwendet werden. Nicht resorbierbare Materialien wurden in drei Klassen eingeteilt. Klasse 1 besteht aus Seide, Nylon und Polypropylen. Klasse 2 besteht aus Baumwolle und Leinen. Klasse 3 besteht aus Chirurgenstahl. In Tabelle 3 sind Beispiele für die verschiedenen Arten von Materialien aufgeführt.

TABELLE 3. *Klassifizierung von Nahtmaterialien*

NATÜRLICH		SYNTHETISCH	
Resorbierbar	**Nicht Resorbierbar**	**Resorbierbar**	**Nicht Resorbierbar**
Katgut Chromischer Katgut	Seide Leinen	Polyglactin (Vicryl) Monocryl Polydioxanone (PDS)	Nylon Polypropylen (Prolene)

Eine weitere Möglichkeit, Nahtmaterialien zu klassifizieren, ist die Einteilung in monofile oder multifile Materialien. Wie der Name schon sagt, haben monofile Nahtmaterialien nur einen einzigen Strang. Multifilament-Materialien hingegen haben mehrere Litzen, die miteinander verflochten oder verdrillt sind. Während multifile Materialien den Vorteil einer besseren strukturellen Integrität haben, weisen sie gegenüber monofilen Materialien zwei Nachteile auf. Erstens verursachen sie ein zusätzliches Trauma in den Geweben, durch die sie verlaufen. Zweitens kann das zusätzliche Volumen dieser Materialien Mikroorganismen beherbergen und Gewebereaktionen hervorrufen. Monofilamente sind schwieriger zu handhaben und haben eine geringere Knotensicherheit, sind aber mit einem geringeren Infektionsrisiko verbunden. Seide und Vicryl sind als Multifilament erhältlich, während die meisten anderen Materialien monofil sind.

Nahtmaterialgrößen

Die meisten handelsüblichen Nahtmaterialien sind in einer Vielzahl von Größen erhältlich. Anhand ihrer Größe wird ihnen in umgekehrter Reihenfolge eine Nummer zugewiesen. Je höher die Nummer eines Materials ist, desto kleiner ist die Größe. Verschiedene Nahtgrößen haben unterschiedliche Anwendungen in der Chirurgie. Diese sind in Tabelle 4 zusammengefasst.

TABELLE 4. *Größen von Nahtmaterialien und ihre Anwendungen*

GRÖSSE DES NAHTMATERIALS	ANWENDUNGEN IN DER CHIRURGIE
0-0 und 1-0	Verschließen der Bauchdecke und Befestigen von Drainageschläuchen an der Wundstelle.
2-0 und 3-0	Verschluss von dicken Geweben, einschließlich Haut, Faszien, Muskeln und Sehnen.
4-0 und 5-0	Hautverschluss in ästhetischen Bereichen, einschließlich Hände, Füße, Gesicht, und Hautverschluss bei pädiatrischen Patienten.
6-0 und 7-0	Plastische Chirurgie und Blutgefäßreparatur.
8-0 bis 1-0	Ophthalmochirurgie und Mikrochirurgie einschließlich Mikro-Gefäßrekonstruktion.

Merkmale des Nahtmaterials, die das Ergebnis der Wundheilung beeinflussen können:

Da es das ideale Nahtmaterial nicht gibt, muss der Chirurg eine sachkundige Wahl auf der Grundlage der Eigenschaften der einzelnen Materialien treffen. Die folgenden Merkmale können das endgültige Wundheilungsergebnis beeinflussen und müssen beachtet werden:

- **Zugfestigkeit**: Die Zugfestigkeit bezieht sich auf die Höhe der Spannung, die ein Nahtmaterial aushalten kann, bevor es bricht. Nahtmaterialien sind während des Einsetzens der Naht sowie in der postoperativen Phase aufgrund von Schwellungen und Bewegungen verschiedenen Belastungen unterworfen. Neben der anfänglichen Zugfestigkeit ist auch die Geschwindigkeit wichtig, mit der die Zugfestigkeit im Laufe der Zeit verloren geht, und diese muss parallel zu einer Zunahme der Wundfestigkeit verlaufen. Das Einsetzen, Verknoten und Abbinden des Nahtmaterials selbst verursacht einen Verlust an Zugfestigkeit. Auch die Zugfestigkeit geht in einer feuchten Umgebung schneller verloren.

- **Plastizität**: Die Plastizität bezieht sich auf die Fähigkeit eines Materials, sich zu dehnen, um eine Zunahme des Gewebevolumens aufzunehmen. Dies ist wichtig, da die meisten Gewebe nach chirurgischen Eingriffen zu Schwellungen neigen. Die Plastizität vermindert das Auftreten von Gewebestrangulationen und die Bildung von Kreuzschraffuren.

- **Elastizität**: Die Elastizität bezieht sich auf die Fähigkeit eines Nahtmaterials, nach Abklingen der Schwellung in seine ursprüngliche Länge zurückzukehren. Wenn ein Material plastisch, aber nicht elastisch ist, können sich die Nähte nach Abklingen der Schwellung lösen. Elastische Materialien sorgen dafür, dass die Wundränder angenähert bleiben.

- **Gedächtnis**: Gedächtnis bezieht sich auf die Tendenz des Materials, in seine ursprüngliche Form und Gestalt zurückzukehren, nachdem es gebogen oder manipuliert wurde. Ein Material mit gutem Gedächtnis kann steif und schwer zu handhaben sein. Das Knüpfen von Knoten mit diesen Materialien kann eine Herausforderung darstellen, da sich der Knoten lösen und die Integrität der Naht beeinträchtigen kann.

- **Biegsamkeit**: Biegsamkeit bezieht sich auf den Grad der Flexibilität und die Leichtigkeit, mit der ein Material gebogen werden kann. Biegsame Materialien sind leichter zu handhaben und weniger bruchgefährdet als nicht biegsame Materialien.

- **Reibungskoeffizient**: Dies bezieht sich auf den Grad der Schlüpfrigkeit des Materials. Ein Material, das rutschig ist, lässt sich besser handhaben und ist nicht bruchgefährdet. Nahtmaterial mit hohem Reibungskoeffizienten kann schwer durchziehbar sein und das Gewebe traumatisieren.

- **Biokompatibilität**: Alle Nahtmaterialien sind Fremdkörper und verursachen daher in gewissem Maße Gewebereaktionen. Dies ist bei natürlichen und multifilen Materialien größer. Die meisten Nahtmaterialien lösen keine allergischen Reaktionen aus. Es wurde jedoch festgestellt, dass die im chromhaltigen Katgut enthaltenen Chromsäuren bei wenigen Patienten allergische Reaktionen hervorrufen.

- **Antibakterielle Aktivität**: Nahtmaterialien haben keine intrinsischen antibakteriellen Eigenschaften. Es gibt jedoch Materialien, die mit antibakteriellen Wirkstoffen beschichtet sind. Triclosan wurde für die Beschichtung von Monocryl und Vicryl verwendet und reduziert nachweislich die Besiedlung durch Staphylococcus-Arten.

Die oben genannten Eigenschaften variieren mit jedem Nahtmaterial. Jedes Material muss für bestimmte Indikationen auf der Grundlage der oben genannten Eigenschaften ausgewählt werden. Die Eigenschaften und Indikationen für jede Art von Nahtmaterial sind in Tabelle 5 zusammengefasst.

TABELLE 5. *Eigenschaften von häufig verwendeten Nahtmaterialien*

MATERIALART	MATERIAL	HERVORSTECHENDE MERKMALE	ANWENDUNGEN
Resorbierbar	Katgut-Plain	Behält die Zugfestigkeit für 7-10 Tage bei. Wird in 70 Tagen absorbiert. Erzeugt eine deutliche Gewebereaktion. Sowohl die Zugfestigkeit als auch die Resorptionsrate sind nicht vorhersehbar.	Wird heute nicht mehr häufig verwendet.
	Chromisches Katgut	Die Behandlung mit Chromsäure verzögert die Resorption, die nach etwa 90 Tagen eintritt. Die Zugfestigkeit hält für 0-21 Tage an. Kann aufgrund von Chromsäure allergische Reaktionen hervorrufen.	Nicht häufig verwendet, hauptsächlich zum Verschluss von Schleimhautwunden.
	Schnell resorbierendes Katgut	Die Wärmebehandlung ermöglicht eine schnelle Resorption, normalerweise innerhalb von 2-4 Wochen. Die Zugfestigkeit hält nur für 5-7 Tage an.	Wunden im Gesicht, zur Sicherung von Hauttransplantaten.

MATERIALART	MATERIAL	HERVORSTECHENDE MERKMALE	ANWENDUNGEN
	Polyglykolsäure	Hohe Zugfestigkeit zu Beginn, reduziert sich nach zwei Wochen auf die Hälfte und nach vier Wochen sind nur noch 5 % übrig. Die Resorption erfolgt in 90 bis 120 Tagen. Einfach zu handhaben, gute Knotensicherheit. Hoher Reibungskoeffizient.	Verschluss von tieferen Schichten.
	Beschichtete Polyglykolsäure	Geringerer Reibungskoeffizient, aber geringere Knotensicherheit.	
	Schnell resorbierende Polyglykolsäure	Die Zugfestigkeit hält für 7-10 Tage an. Hydrolysiert nach 42 Tagen.	
	Polyglactin 910 (Vicryl)	Einfach zu handhaben, gute Knotensicherheit. Die Zugfestigkeit ist höher als bei Polyglykolsäure, die Festigkeit bleibt nach zwei Wochen zu 60% erhalten. Resorbiert in 60-90 Tagen Biokompatibel, geringe Gewebereaktion.	Nähen von tiefen Geweben. Kann auch für den perkutanen Verschluss verwendet werden.
	Vicryl Rapide	Die Ionisierung mit Gammastrahlung beschleunigt die Resorption, die in 35 Tagen erfolgt.	Orale Wunden, schnelle Resorption minimieren die Reizung.
	Beschichtetes Vicryl	Triclosan-Beschichtung sorgt für antibakterielle Aktivität.	Wunden mit erhöhtem Infektionsrisiko.

MATERIALART	MATERIAL	HERVORSTECHENDE MERKMALE	ANWENDUNGEN
	Polydioxanone (PDS)	Geringere Zugfestigkeit als Vicryl und Polyglykolsäure, hält aber länger und behält nach zwei Wochen fast 75 % Festigkeit. Steif und schwer zu handhaben. Minimale Gewebereaktion.	Nützlich bei Wunden, die eine längere dermale Unterstützung erfordern, wodurch die Ausbreitung von Narben minimiert wird.
	Poliglecapron (Monocryl)	Höchste Zugfestigkeit, die bis zum 14. Tag schnell auf nur noch 30 % abfällt. Biegsam, leicht zu handhaben, gute Knotensicherheit.	Nützlich als vergrabene Naht, wenn keine dermale Unterstützung erforderlich ist.
	Beschichtetes Monocryl	Die Triclosan-Beschichtung sorgt für eine antibakterielle Wirkung.	Bereiche, die anfälliger für Infektionen sind
Nicht Resorbierbar	Seide	Hervorragende Handhabung, hohe Knotensicherheit. Geringe Zugfestigkeit. Hohe Gewebereaktivität.	Sichern von Abflüssen. Temporäre Schienennaht zum Anheben oder Zurückziehen von Geweben während der Operation.

MATERIALART	MATERIAL	HERVORSTECHENDE MERKMALE	ANWENDUNGEN
	Nylon	Hohe Zugfestigkeit, die mit der Zeit geringfügig abnimmt. Wird allmählich über mehrere Jahre resorbiert. Steif, schwer zu handhaben, kann brüchiges Gewebe traumatisieren. Geringe Knotensicherheit. Geringe Gewebereaktivität.	Hautnähte. Vergrabene Nähte, die eine verlängerte dermale Unterstützung benötigen.
	Polypropylen (Prolene)	Geringere Zugfestigkeit als Nylon. Äußerst geringe Gewebereaktivität. Resorbiert mit der Zeit überhaupt nicht. Steifes Material, schlechte Handhabung und Knotensicherheit. Niedriger Reibungskoeffizient. Hohe Plastizität, und kann Quellung aufnehmen.	Hautnähte. Bereiche, in denen eine stärkere Schwellung zu erwarten ist. Vergrabene Nähte, die eine langfristige dermale Unterstützung benötigen.

HANDINSTRUMENTE

Die Nadel und das Nahtmaterial müssen durch bestimmte Instrumente kontrolliert und manipuliert werden, um sie in das Gewebe einzubringen und wieder herauszuziehen. Zu den grundlegenden Instrumenten, die zum Nähen benötigt werden, gehören Nadelhalter, Gewebezange und Schere.

Nadelhalter

Dieses Instrument wird zum Halten der Nadel während des Nähens verwendet. Es hilft auch bei der Platzierung des Knotens bei bestimmten Techniken. Das Instrument besteht aus einem Feststellgriff und einer kurzen stumpfen Tülle. Dieses Instrument kann leicht mit einer Hämostase (oder Arterienklemme) verwechselt werden, die ebenfalls einen Feststellgriff hat. Der Nadelhalter hat jedoch einer kürzeren Tülle. Die Innenseite des Nadelhalters hat Querrillen und eine Längsrille in der Mitte, die einen sicheren Halt der Nadel ermöglicht. Auf der anderen Seite hat die Gefäßklemme parallele, horizontale Rillen, die keinen richtigen Griff an der Nadel zulassen. Der Griff des Nadelhalters kann kurz oder lang sein. Lange Griffe sind nützlich zum Nähen in der Tiefe. Kurze Griffe sind nützlich, wenn empfindliche, feine Nähte erforderlich sind.

Um den Nadelhalter richtig zu halten, befolgen Sie die unten angegebenen Schritte:

1. Stecken Sie Daumen und Ringfinger Ihrer dominanten Hand in die Ringe des Nadelhalters. Führen Sie nicht den gesamten Finger ein; nur die distalen Phalangen müssen im Ring verbleiben.
2. Der Zeigefinger kann zur Stabilisierung des Nadelhalters verwendet werden, indem er über das Gelenk gelegt wird. Auf diese Weise kann der Zeigefinger die Bewegungsrichtung des Nadelhalters steuern.
3. Fassen Sie die Nadel so in den Schnabel des Nadelhalters, dass sie ein Drittel des Abstands zum Öhr und zwei Drittel zur Spitze liegt. Die Nadel muss senkrecht zu den Tüllen gehalten werden.
4. Wenn Sie die Nadel gefasst haben, drücken Sie die Ratschensperre am Griff, um sie zu sichern.
5. Die Nadel muss vor dem Binden des Knotens aus dem Halter entfernt werden.

Eine weitere Methode, den Nadelhalter zu halten, ist das „Handauflegen“. Bei dieser Methode greifen Daumen und Ringfinger nicht in die Ringe des Nadelhalters. Stattdessen ruht der Daumen auf der einen Seite auf dem Schaft des Instruments, und der Ringfinger wird zusammen mit dem mittleren und kleinen Finger auf der anderen Seite um den Schaft des Instruments gewickelt. Der Daumenballen dient zur Steuerung des Ratschenverschlussmechanismus des Nadelhalters.

Gewebezange

Gewebezangen werden auch als „Pickups" bezeichnet. Sie dienen zum Greifen oder Stabilisieren der Wundränder beim Nähen. Obwohl es viele verschiedene Arten von Gewebezangen gibt, werden Adson-Zangen am häufigsten zum Nähen verwendet. Die Zange kann an den Spitzen kleine Zähne haben, muss aber nicht. Gezahnte Zangen bieten einen besseren Halt, können aber gleichzeitig empfindliche Gewebe traumatisieren. Im Allgemeinen müssen gezahnte Zangen für zähes Gewebe wie Faszien oder Haut verwendet werden, während nicht gezahnte Zangen für empfindlicheres Gewebe wie Darm und Blutgefäße verwendet werden müssen. Die Gewebezange muss zwischen Daumen, Zeige- und Mittelfinger gehalten werden, ähnlich wie bei einem Stiftgriff. Das Gewebe muss behutsam „aufgenommen" werden. Zerdrücken Sie niemals das Gewebe.

Schere

Zum Durchtrennen der Nähte nach dem Setzen des Knotens wird eine Schere benötigt. Nahtschneidescheren sollten idealerweise kurze Schnäbel und lange Griffe haben. Die Schere muss ähnlich wie der Nadelhalter gehalten werden, wobei Daumen und Ringfinger in die Ringe des Griffs eingeführt werden und der Zeigefinger zur Stabilität dient. Der Zeigefinger der gegenüberliegenden Hand kann als Auflage verwendet werden, wenn die Nähte in der Tiefe geschnitten werden müssen. Schneiden Sie bei der Verwendung von Scheren immer mit den Spitzen der Schere und nicht mit dem flachen Ende der Klinge.. Dies führt zu mehr Genauigkeit und kann unnötige Verletzungen des Gewebes vermeiden.

Aufrechterhaltung Der Sterilität Des Instrumentariums

Alle Materialien und Instrumente, die zum Nähen verwendet werden, müssen steril gehalten werden, und das Nähen muss unter aseptischen Bedingungen erfolgen, um eine Wundkontamination zu verhindern. Verschiedene Komponenten des Arsenals können auf unterschiedliche Weise sterilisiert werden.

- Nahtmaterialien und Nadeln: Ungeöhrte Nadeln und Materialien sind in der Regel in einer sterilen Verpackung erhältlich. Die verwendete Methode ist in der Regel die Ethylenoxid-Sterilisation, und Sie werden feststellen, dass jede Nahtmaterialpackung ein Etikett hat, das bestätigt, dass das Material EO-steril ist. Geöhrte Nadeln und laufende Nahtmaterialien wie Seide müssen vor der Sterilisation eingefädelt werden. Diese werden dann in der Regel durch Autoklavieren sterilisiert. Beachten Sie, dass wiederholtes Autoklavieren die strukturelle Integrität der Nahtmaterialien beeinträchtigen kann.
- Instrumente: Die beim Nähen verwendeten Instrumente, nämlich Nadelhalter, gezahnte Zange und Schere, werden in der Regel ebenfalls im Autoklaven sterilisiert. Das Nahtmaterial muss entweder separat oder als Teil des Chirurgie-Kits vor dem Autoklavieren verpackt werden.

Alle sterilen Materialien und Instrumente dürfen nur mit sterilen Handschuhen gehandhabt werden. Wenn die Pflegekraft steriles Nahtmaterial ausgibt, muss sie die unsterile Außenhülle vorsichtig abziehen und auf den Instrumententisch fallen lassen.

Referenzen:

1. Moy RL, Lee A, Zalka A. Commonly used suture materials in skin surgery. Am Fam Physician. 1991 Dec 1;44(6):2123-8.
2. Chu CC. Classification and general characteristics of suture materials. Wound Closure Biomaterials and Devices. 1997;49.
3. Nelson, WJ. Guide to Suturing: Section IIB Instrumentation. Journal of Oral and Maxillofacial Surgery. 2015;73(8):6-16.

SELBSTEINSCHÄTZUNG

1. Welche der folgenden Nahtmaterialgrößen ist in der Mikrochirurgie sinnvoll?
   a. 2-0
   b. 4-0
   c. 6-0
   d. 10-0

2. Welcher der folgenden Nadeltypen ist für empfindliches, brüchiges Gewebe geeignet?
   a. Schneiden
   b. Rückwärtsschneiden
   c. Runder Körperkonus
   d. Runder Körper stumpfe Spitze

3. Welche der folgenden Maßnahmen verbessert nicht die Handhabungseigenschaften des Nahtmaterials?
   a. Hoher Reibungskoeffizient
   b. Niedriger Reibungskoeffizient
   c. Biegsamkeit
   d. Flexibilität

4. Welche der folgenden Eigenschaften muss ein Material besitzen, um zu verhindern, dass sich Nahtmaterial löst?
   a. Plastizität
   b. Elastizität
   c. Gedächtnis
   d. Biegsamkeit

5. Welches der folgenden Nahtmaterialien ist nicht geeignet, wenn eine verlängerte dermale Unterstützung erforderlich ist?
   a. Nylon
   b. Polypropylen
   c. Poliglecaprone
   d. Polydioxanon

6. Welches der folgenden Nahtmaterialien eignet sich in Bereichen, die zur Schwellungsbildung neigen?

   a. Nylon
   b. Polypropylen
   c. Polydioxanon
   d. Polyglactin

7. Welches der folgenden Materialien neigt dazu, entzündliche Reaktionen hervorzurufen?

   a. Polydioxanon
   b. Katgut
   c. Nylon
   d. Polyglykolsäure

8. Welches antimikrobielle Mittel wird in beschichtetem Polyglactin verwendet?

   a. Chlorhexidin
   b. Penicillin
   c. Metronidazol
   d. Triclosan

9. Welche der folgenden Methoden ist die richtige, um die Nadel in den Nadelhalter zu setzen?

   a. An der Öhre
   b. Ein Drittel Abstand zur Öhre
   c. Halber Abstand zur Öhre
   d. Zwei Drittel Abstand zur Öhre

10. Welches der folgenden Nahtmaterialien benötigt die längste Zeit, um resorbiert zu werden?

   a. Katgut
   b. Polyglykolsäure
   c. Polyglactin
   d. Polydioxanon

KAPITEL 2

Zweck Und Grundprinzipien Des Nähens

Obwohl das Nähen eine nützliche und häufig verwendete chirurgische Technik ist, ist es wichtig zu wissen, wann genau Nähte erforderlich sind und wann sie vermieden werden können. In diesem Kapitel werden die Indikationen und Ziele des Nähens behandelt und die Grundprinzipien skizziert, die bei der Platzierung jeder Art von Naht beachtet werden müssen.

Ziele des Nähens:

- Zur Annäherung zweier Wundränder, damit diese in Kontakt miteinander bleiben und die Primärheilung erleichtern.
- Um die Wunde zu stützen und mit Zugfestigkeit zu versorgen, bis die Wunde durch den Heilungsprozess ihre eigene, inhärente Zugfestigkeit entwickelt.
- Zur Beseitigung von Toträumen zwischen den Wundschichten.
- Um das Risiko von Blutungen zu minimieren.
- Um das Risiko einer Infektion zu minimieren.

Indikationen für das Anlegen Von Nähten

- Zum Verschließen von Wunden, sofern nicht kontraindiziert.
- Zum Sichern von Klappen an der Empfängerstelle.

- Um angeborene Defekte wie z. B. eine Lippenspalte zu reparieren.
- Zum Ligieren und Transfixieren von Blutgefäßen, um eine Blutstillung zu erreichen.
- Die Verbindung zweier Blutgefäße, um den Blutfluss zu einer neuen anatomischen Stelle zu leiten.
- Zur Widerherstellung durchtrennter Nerven und Sehnen.
- Zum Sichern von Drainagen, Tracheostomie-, Nasogastrien- und Gastrostomiekanälen.
- Zum Zurückziehen von Gewebe, um den Zugang und die Sicht zu verbessern.

Kontraindikationen für Nähte

- Wenn die Wunde oberflächlich ist und nicht klafft.
- Wunden an konkaven Flächen, wie z. B. der nasalen Alar-Falte und dem präaurikulären Sulcus.
- Infizierte Wunden dürfen nicht genäht werden, es sei denn, die Infektion wurde unter Kontrolle gebracht.

GRUNDPRINZIPIEN DES NÄHENS

Unabhängig vom Zweck des Nähens müssen beim Setzen einer Naht bestimmte Grundprinzipien beachtet werden. Beim erstmaligen Erlernen des Nähens als Student wird sorgfältig auf diese Prinzipien geachtet, um eine sichere Naht zu setzen. Mit der Zeit gehen den meisten von uns diese in Fleisch und Blut über.

Prinzipien der Verwendung des Instrumentariums:

- Stellen Sie vor dem Nähen sicher, dass die Nadel und das Nahtmaterial richtig gehalten werden.
- Halten Sie den Nadelhalter in Ihrer dominanten Hand, wie im vorherigen Kapitel beschrieben, zwischen Daumen und Ringfinger.

- Setzen Sie die Nadel senkrecht und waagerecht in die Backen des Nadelhalters ein.
- Die Nadel sollte so gehalten werden, dass sie im Halter an einem Punkt liegt, der ein Drittel des Abstands vom Ende (oder Öhr) und zwei Drittel von der Spitze entfernt ist.
- Halten Sie die Gewebepinzette in Ihrer nicht-dominanten Hand, indem Sie einen Stiftgriff verwenden.

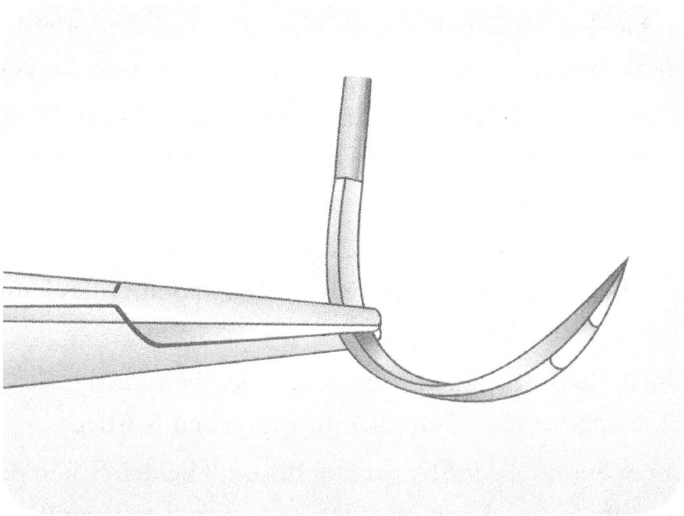

Prinzipien des „Beißens"

Der Vorgang des Einführens der Nadel in das Gewebe und das Zurückziehen der Nadel wird als „Biss" bezeichnet. Um dies richtig zu tun, befolgen Sie die unten angegebenen Prinzipien.

- Nehmen Sie den ersten Wundrand mit der Gewebepinzette auf und stülpen Sie ihn vorsichtig um. Dadurch können Sie die Nadel beim Austritt auf der gegenüberliegenden Seite visualisieren.
- Verwenden Sie die Nadel, um das Gewebe auf einer Seite der Wunde zu durchstechen. Der ideale Abstand für das Eindringen in das Gewebe beträgt etwa 5 mm vom Wundrand.

- Die Nadel muss rechtwinklig zur Wundfläche in das Gewebe eindringen. Dadurch kann es besser und atraumatisch in die Wunde eindringen.
- Sobald die Nadel eindringt, müssen Sie die Nadel weiter in das Gewebe drücken. Versuchen Sie dabei, der natürlichen Krümmung der Nadel zu folgen. Dies ist atraumatisch und bietet auch den geringsten Widerstand des Gewebes.
- Sie sehen den Austritt der Nadel an der Innenseite des Gewebes. Lösen Sie den Nadelhalter vom „eintretenden" Ende der Nadel und fassen Sie damit stattdessen das „austretende" Ende der Nadel.
- Ziehen Sie die Nadel mit dem daran befestigten Nahtmaterial aus dem inneren Wundrand heraus, wiederum der natürlichen Nadelkrümmung folgend.
- Nun muss der Biss durch die zweite Wundkante erfolgen. Nehmen Sie den Biss an der Innenkante der zweiten Seite (dies kann je nach gewählter Technik variieren).
- Befolgen Sie die gleichen Prinzipien, die oben für das Betreten und Verlassen der zweiten Wundkante angegeben wurden.
- Beachten Sie, dass der Abstand der Bisse auf beiden Seiten der Wunde gleich sein muss. Wenn also der erste Biss 5 mm vom Wundrand entfernt erfolgte, muss der zweite Biss ebenfalls einen Ausgang haben, der 5 mm vom Wundrand entfernt ist.
- Lassen Sie sich nie dazu verleiten, beide Bissen auf einmal zu nehmen. Die separate Aufnahme jedes Bisses verbessert die Genauigkeit und spart auf Dauer Zeit.
- Ebenso muss die Tiefe des Bisses auf beiden Seiten gleich sein. Wenn der erste Biss durch die Haut und das subkutane Gewebe erfolgt, muss der zweite Biss aus dem subkutanen Gewebe in der gleichen Tiefe durch die Haut erfolgen. Es gibt jedoch bestimmte Ausnahmen von diesem Grundsatz. Bei der so genannten Dermal-Subdermal-Nahttechnik werden beispielsweise zwei verschiedene Schichten und damit unterschiedliche Bisstiefen vernäht.

- Die Nähte werden normalerweise von der Kante weg von Ihnen bis zur Ihnen zugewandten Kante gelegt. Sie können auch von Ihrer dominanten Seite zu Ihrer nicht-dominanten Seite platziert werden. Diese Methoden bieten den größten Komfort beim Nähen. Bei der Aufnahme von Bissen müssen jedoch die folgenden Regeln beachtet werden:
  - Nähen Sie immer von beweglichen Geweben zu festen Geweben.
  - Naht von dünneren Geweben zu dickeren Geweben.
  - Naht von tieferen Geweben zu oberflächlicheren Geweben.

Grundsätze für die Platzierung des Knotens

Der eigentliche Vorgang des Knotenbindens hat eine eigene Reihe von Prinzipien, die in einem späteren Kapitel beschrieben werden. In dieser Phase des Nähens müssen jedoch bestimmte Grundsätze beachtet werden.

- Sobald die Nadel aus der zweiten Wundkante austritt, ziehen Sie das Nahtmaterial aus der zweiten Wundkante heraus, bis nur noch ein kurzes Stück Material an der Eintrittsstelle an der ersten Kante verbleibt.
- Lösen Sie den Nadelhalter. Legen Sie die Gewebezange beiseite und fangen Sie das lange Ende des Nahtmaterials in Ihrer nicht-dominanten Hand auf.
- Die Knoten können entweder von Hand oder mit Hilfe des Nadelhalters gesetzt werden. Wenn der Nadelhalter verwendet werden soll, fassen Sie ihn mit der dominanten Hand und halten Sie ihn parallel zum Wundrand.
- Legen Sie den Knoten entsprechend der gewünschten Technik. Die Techniken zur Knotenplatzierung werden im nächsten Kapitel beschrieben.
- Die Knoten müssen so fest sein, dass sie eine ausreichende Sicherheit für die Naht bieten und sich den Wundrändern annähern.

- Der Knoten darf jedoch nicht so fest sein, dass er eine Strangulation der Wunde verursacht oder die Blutzufuhr abschneidet.
- Der Knoten darf niemals direkt auf der Wunde liegen, da dies die Wundheilung beeinträchtigen kann. Sie muss auf einer Seite der Wunde liegen. Wenn mehrere Knoten gesetzt werden sollen, wie es bei unterbrochenen Nähten der Fall ist, ist es am besten, alle Knoten auf der gleichen Seite der Nahtlinie zu setzen.

Grundsätze zum Schneiden der Naht

- Stellen Sie sicher, dass die zum Schneiden der Naht verwendete Schere scharf ist. Stumpfe Scheren können zum Ausfransen des Nahtmaterials führen, was dessen Integrität für die nächste Naht verringert.
- Schneiden Sie je nach Technik entweder ein oder beide Enden der Naht ab. Bei laufenden Nähten muss nur das kurze Ende abgeschnitten werden, während bei unterbrochenen Nähten beide Enden abgeschnitten werden.
- Bei vergrabenen Nähten, die mit resorbierbarem Material gelegt wurden, schneiden Sie die Nähte so nah wie möglich am Knoten. Schneiden Sie jedoch nicht direkt am Knoten, da dies unbeabsichtigt zu einem Knotenbruch führen und die gesamte Naht beeinträchtigen kann.
- Bei Oberflächennähten, die mit nicht resorbierbarem Nahtmaterial gelegt werden, schneiden Sie den Knoten nicht zu kurz. Im Idealfall muss mindestens 5 mm Material übrig bleiben. Dies soll das Greifen und Anheben des Materials bei der Nahtentfernung erleichtern.

Referenzen

1. Moy RL, Waldman B, Hein DW. A review of sutures and suturing techniques. The Journal of dermatologic surgery and oncology. 1992 Sep;18(9):785-95.
2. Brandt MT, Jenkins WS. Suturing principles for the dentoalveolar surgeon. Dental Clinics. 2012 Jan 1;56(1):281-303.
3. Clark A. Understanding the principles of suturing minor skin lesions. Nursing Standard. 2004;16(1):33-6.

SELBSTEINSCHÄTZUNG

1. An welcher Stelle muss die Nadel im Nadelhalter gehalten werden?
   a. 2/3 Abstand vom Auge
   b. 2/3 Abstand vom Ende
   c. Halber Abstand von Auge und Ende
   d. 1/3 Abstand vom Auge

2. In welcher der folgenden Situationen ist das Nähen kontraindiziert?
   a. Reparatur einer Lippenspalte
   b. Schließen von Wunden an der Nasenwurzelfalte
   c. Sichern von Abflüssen
   d. Nerven reparieren

3. Welche der folgenden Methoden ist die richtige Methode zum Nähen?
   a. Festes bis bewegliches Gewebe
   b. Oberflächliches bis tiefes Gewebe
   c. Bewegliches bis festes Gewebe
   d. Dickes bis dünnes Gewebe

4. Wie groß ist der ideale Abstand der Bissnahme vom Wundrand?
   a. 2 mm
   b. 5 mm
   c. 10 mm
   d. 3 mm

5. Wie soll die Nahtnadel in das Gewebe ein- und austreten?
   a. In einer einzigen geraden Linie
   b. Entlang der Krümmung der Nadel
   c. Entlang der Kontur der Wunde
   d. Parallel zur Wunde

KAPITEL 3

Chirurgische Knoten

Am Ende jeder Nahttechnik werden Knoten geknüpft, um die Naht an ihrem Platz zu sichern. Einige Mediziner bezeichnen den Knoten als das „schwächste" Glied. Daraus folgt, dass die Integrität der gesamten Naht von der Integrität des Knotens abhängt. Ein unsicherer Knoten kann verheerende Folgen haben, vom Gewebezerfall bis zu schweren Blutungen durch eine verrutschte Ligatur.

Bevor man sich mit den verschiedenen Arten von Nahttechniken beschäftigt, muss der Schüler das Binden verschiedener Arten von Knoten beherrschen. Knoten können entweder von Hand oder mit Hilfe eines Instruments geknüpft werden. Handknoten können entweder mit beiden Händen oder mit nur einer Hand gesetzt werden.

ANATOMIE DES KNOTENS

Unabhängig von der verwendeten Methode besteht jeder Knoten grundsätzlich aus zwei Arten von Schlaufen. Die erste Schleife wird als Approximationsschleife bezeichnet. Die Integrität der Naht ruht auf dieser Schlaufe. Diese Schlaufe muss so platziert werden, dass beim Anziehen die beiden Wundränder einander angenähert werden. Alle zusätzlichen Schleifen werden als Sicherungsschleifen bezeichnet. Sie sorgen für zusätzliche Sicherheit des Knotens.

EIGENSCHAFTEN EINES IDEALEN KNOTENS

Ein idealer Knoten sollte die folgenden beiden Eigenschaften besitzen:

- **Schlaufensicherheit**: Dies bezieht sich auf die Fähigkeit, die Straffheit in der Naht beizubehalten, während der Knoten geknüpft wird. Die Schlaufensicherheit wird nur durch die Knüpftechnik beeinflusst. Unsachgemäß gebundene Knoten können lose sein und eine geringe Schlaufensicherheit aufweisen. Um eine maximale Schlaufensicherheit zu erreichen, muss das Nahtmaterial zwischen jedem Wurf straff gehalten werden.
- **Knotensicherheit**: Dies bezieht sich auf die Integrität des Endknotens. Mehrere Faktoren beeinflussen die Knotensicherheit. Diese sind wie folgt:
  - Strukturelle Konfiguration des Knotens: Der quadratische Knoten, der Würfe in entgegengesetzte Richtungen hat, hat mehr Knotensicherheit als der Oma-Knoten, der Würfe in dieselbe Richtung hat.
  - Art des Nahtmaterials: Nahtmaterialien mit geringem „Gedächtnis" und Reibungskoeffizienten haben tendenziell eine bessere Knotensicherheit. Gedächtnis bezieht sich auf die Tendenz von Nahtmaterialien, ihre ursprüngliche Form und Gestalt wieder anzunehmen. Wenn ein Material einen hohen Reibungskoeffizienten hat, kann die Integrität des Materials und damit die Knotensicherheit gefährdet sein.
  - Länge der Nahtenden: Nach dem Abbinden muss eine Nahtendenlänge von mindestens 3 mm verbleiben, um die Knotensicherheit zu optimieren.
  - Anzahl der Würfe: Bestimmte Materialien erfordern mehr Würfe, um sie zu sichern. Bei Materialien wie Nylon, Polydioxanon und Polyglactin werden für eine optimale Knotensicherheit mindestens drei bis fünf Würfe empfohlen. Kontinuierliche oder

laufende Nähte müssen ebenfalls mit einer größeren Anzahl von Würfen gesichert werden.

- Umgebung der Wunde: Eine fettige Umgebung kann die Knotensicherheit beeinträchtigen, was durch eine höhere Anzahl von Würfen ausgeglichen werden sollte.
- Durchmesser der Naht: Die Knotensicherheit steigt mit zunehmendem Nahtdurchmesser.

PRINZIPIEN DES KNOTENBINDENS

Bei allen Techniken des Knotenbindens müssen bestimmte Grundprinzipien beachtet werden. Diese sind im Folgenden skizziert:

- Wählen Sie den einfachsten Knoten, der unter den gegebenen Umständen angezeigt ist. Ein richtig geknüpfter Knoten bleibt unabhängig von der Art sicher.
- Vermeiden Sie eine „sägende" Bewegung beim Knüpfen von Knoten. Dies führt zu unnötiger Reibung zwischen den Litzen des Materials, was seine Integrität schwächen und zum Bruch führen kann.
- Vermeiden Sie es, das Material mit dem Nadelhalter oder der Gewebehaltepinzette zu quetschen, da dies zu einer Schwächung des Materials führen kann. Nur die freien Enden müssen mit Instrumenten gefasst werden. Vermeiden Sie übermäßige Spannung und Zug auf das Material. Dies kann wiederum zum Bruch des Materials führen.
- Halten Sie nach dem Platzieren des ersten Wurfs oder der ersten Schlaufe das freie Ende des Materials fest im Griff. Dadurch wird sichergestellt, dass der Knoten fest wird.
- Ziehen Sie beim letzten Wurf die freien Enden in eine horizontale Richtung, damit sich der Knoten strafft.
- Ziehen Sie bei jedem Wurf die beiden freien Enden in entgegengesetzte Richtungen – in der Regel ein Ende zu Ihnen hin und das andere weg von Ihnen. Diese Richtung muss beim anschließenden Wurf

immer umgekehrt werden. Wenn an beiden Enden gezogen wird, versuchen Sie, eine gleichmäßige Geschwindigkeit und Spannung an beiden Enden beizubehalten.

- Der Endknoten muss so klein wie möglich sein. Um die Sicherheit des Knotens zu erhöhen, müssen zusätzliche Würfe verwendet werden, wenn dies angezeigt wird. Andererseits steigt die Wahrscheinlichkeit einer Fremdkörperreaktion, wenn der Knoten zu sperrig ist. Sperrige Knoten, die in tieferen Schichten platziert werden, können auch den Verschluss der oberflächlicheren Schichten beeinträchtigen.
- Vor allem muss nach dem Setzen des endgültigen Knotens darauf geachtet werden, dass der Knoten nicht verrutscht. Wenn der Knoten nicht sicher zu sein scheint, ist es besser, ihn zu wiederholen, als das Risiko eines Wunddurchbruchs oder eines Verrutschens der Ligatur in der postoperativen Phase einzugehen.

KNOTENTYPEN

Es gibt verschiedene Methoden zum Binden eines Knotens. Ein Student, der die Kunst des Nähens erlernt, muss alle diese Arten beherrschen und lernen, die richtige Art von Knoten in einer bestimmten Situation anzuwenden. Im folgenden Abschnitt werden die verschiedenen Schritte, die für jede Art von chirurgischem Knoten verwendet werden, detailliert beschrieben.

Reffknoten

Der Reffknoten ist ein robuster, stabiler Knoten, der von allen Chirurgen am häufigsten verwendet wird. Dieser wird in der Regel von Hand gesetzt, und wenn ein Instrument verwendet wird, spricht man von einem Reffknoten.

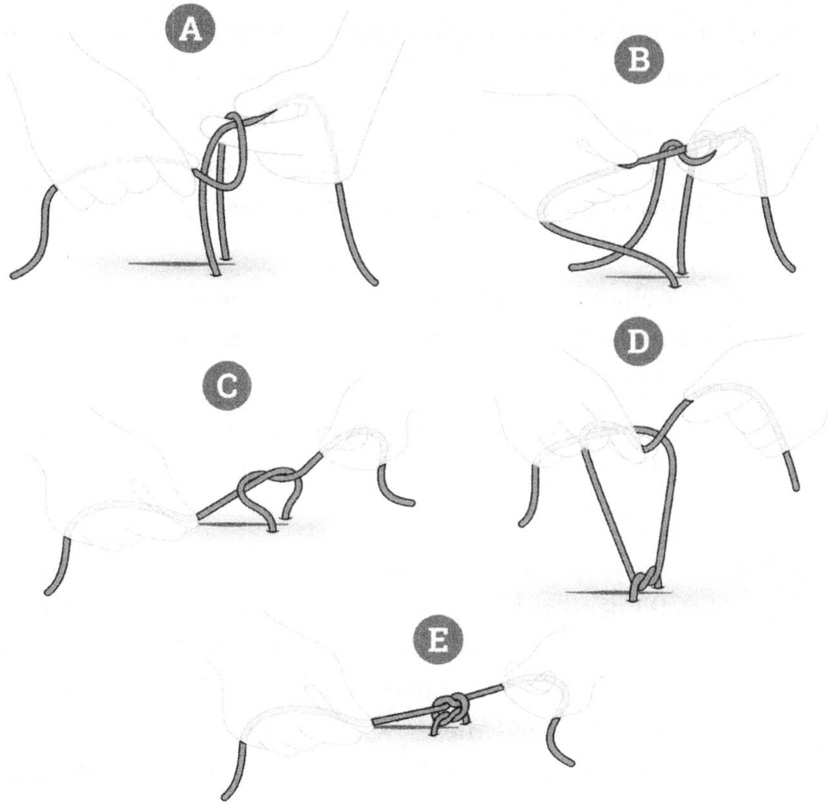

1. Führen Sie das Nahtmaterial unter das Gefäß.
2. Halten Sie das Material mit beiden Händen fest. Halten Sie die linke Hand weg vom Körper und die rechte Hand nahe am Körper.
3. Klemmen Sie das Material zwischen Daumen und Zeigefinger der linken Hand ein. Das längere Ende des Materials muss um den Zeigefinger geschlungen und unter das Gefäß geführt werden, das andere Ende muss zwischen Daumen und Zeigefinger der rechten Hand eingeklemmt werden. **Abb. A: Erster Wurf.**
4. Kreuzen Sie das in der rechten Hand gehaltene Material über den Zeigefinger der linken Hand. Nun muss dieses Material zwischen Daumen und Zeigefinger der linken Hand gefasst und mit der rechten Hand losgelassen werden. Es wird eine Schlaufe gebildet, die vom linken Zeigefinger straff gehalten wird.
5. Schieben Sie mit der rechten Hand das soeben übertragene Material hinter den linken Zeigefinger, durch die Schlaufe nach vorne und nach außen. **Abb. B: Schieben Sie die erste Schleife heraus.**
6. Ziehen Sie das Material mit der rechten Hand aus der Schlaufe heraus und von sich weg. Ziehen Sie das andere Ende zu sich heran. Damit ist der erste Halbschlag des Reffknotens abgeschlossen. **Abb. C: Festziehen des ersten Knotens.**
7. Für den zweiten halben Stepper schlingen Sie das in der rechten Hand gehaltene Material über den linken Daumen und darunter. **Abb. D: Zweiter Wurf.**
8. Entfernen Sie den Daumen und ziehen Sie die freien Enden fest, mit der linken Hand von Ihnen weg und der rechten Hand zu Ihnen hin. **Abb. E: Endknoten.**

Dieser Knoten muss von den Schülern ausgiebig geübt werden. Ein unsachgemäßes Binden des Knotens kann dazu führen, dass er zu einem Oma-Knoten wird (beschrieben in einem folgenden Abschnitt). Dies ist nicht erwünscht, da es viel weniger stabil ist und zum Verrutschen neigt. Ein weiterer Nachteil dieses Knotens ist, dass sogar derselbe Bediener dazu neigt, diesen Knoten mit unterschiedlicher Spannung zu binden. Wenn also zwei quadratische Knoten von einem unerfahrenen Chirurgen nebeneinander platziert werden, kann die Wunde aufgrund der unterschiedlich starken Spannung der beiden quadratischen Knoten leicht klaffen.

Chirurgenknoten

Der Chirurgenknoten wird am häufigsten verwendet, wenn Wunden unter Spannung geschlossen werden. Bei diesem Knoten werden zusätzliche „Würfe“ oder Schlaufen verwendet, die dem Knoten mehr Sicherheit geben und ein Verrutschen verhindern.

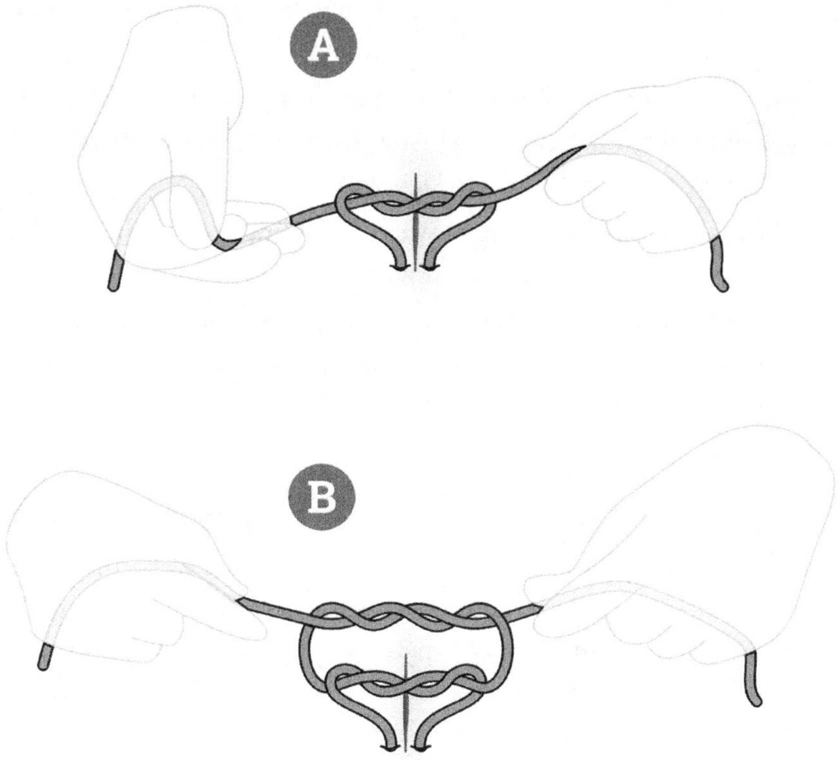

1. Führen Sie das Nahtmaterial unter das Gefäß.
2. Halten Sie das Material zwischen beiden Händen, wobei die rechte Hand in Ihrer Nähe und die linke Hand von Ihnen weg ist. Klemmen Sie das Material zwischen Daumen und Zeigefinger beider Hände ein.
3. Schlaufen Sie das in der rechten Hand gehaltene Material über den Zeigefinger der linken Hand und ziehen Sie das freie Ende unter das zwischen beiden Händen gespannte Material.
4. Wiederholen Sie den Vorgang des Umschlingens um den Zeigefinger und ziehen Sie das freie Material noch einmal heraus.
5. Ziehen Sie den Knoten fest, indem Sie die linke Hand zu sich und die rechte Hand von sich weg ziehen. Damit ist der erste Wurf abgeschlossen. **Abb. A: Erster Wurf.**
6. Für den nächsten Wurf schlingen Sie das in der rechten Hand gehaltene Material über den linken Daumen und schieben mit dem Daumen das freie Ende von sich weg.
7. Wiederholen Sie den Vorgang des Umschlingens über den Daumen und schieben Sie das Material weg.
8. Nehmen Sie das freie Ende in die rechte Hand und ziehen Sie es fest, indem Sie die rechte Hand zu sich und die linke Hand von sich weg ziehen. Damit ist der zweite Wurf abgeschlossen. **Abb. B: Zweiter Wurf.**

Wenn eine Wunde durch die Verwendung eines Reffknotens angenähert werden kann, sollte kein Chirurgenknoten verwendet werden. Dies liegt daran, dass dieser Knoten voluminöser ist als ein Reffknoten und daher ein größeres Potenzial für Fremdkörpereinschlüsse und Gewebereaktionen aufweist. Nur wenn die Wundränder mit einem Reffknoten nicht angenähert werden können, sollte der Bediener die Verwendung eines Chirurgenknotens in Betracht ziehen.

Altweiberknoten

Der Altweiberknoten wird im Allgemeinen nicht zum Wundverschluss verwendet, da er zum Verrutschen neigt und möglicherweise nicht sicher genug ist. Er wird selten verwendet, wenn eine Manipulation der Knotenfestigkeit gewünscht wird.

A

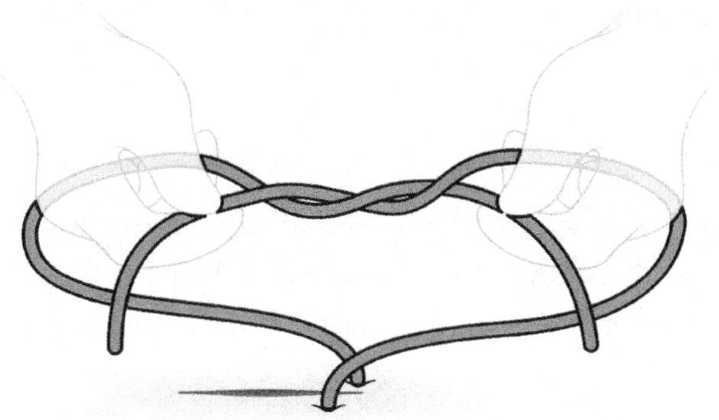

B

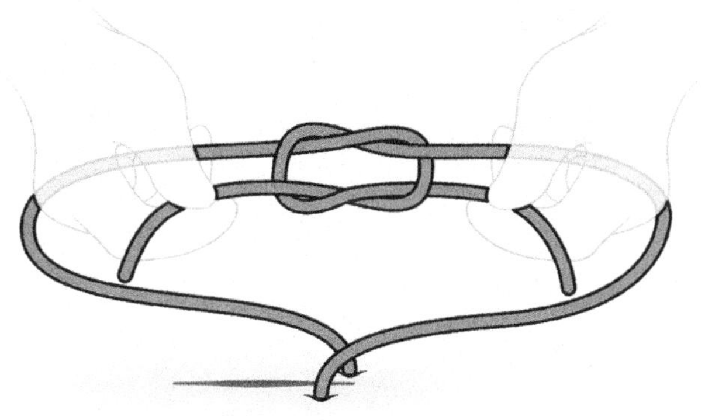

1. Führen Sie das Nahtmaterial unter das Gefäß.
2. Halten Sie in jeder Hand ein kurzes Stück Material und führen Sie die Hände eng zusammen.
3. Überkreuzen Sie das Material in der linken Hand mit dem in der rechten Hand.

4. Schieben Sie das Material, das sich in der linken Hand befand, unter das Material der rechten Hand und bringen Sie es zu sich und wieder über das Material der rechten Hand. **Abb. A: Erster Wurf.**
5. Kreuzen Sie das linke Material wieder über das rechte, und schlingen Sie es unter, zu Ihnen hin, und wieder über das rechte Material. **Abb. B: Zweiter Wurf.**
6. Ziehen Sie beide Enden des Materials straff, in horizontaler Richtung voneinander weg.

Laufknoten

Der Laufknoten ist nützlich, wenn der Chirurg die Spannung kontrollieren muss, unter der die Wunde geschlossen wird. Der Laufknoten ermöglicht das Festziehen oder Lösen der Krawatte, je nach Wunsch.

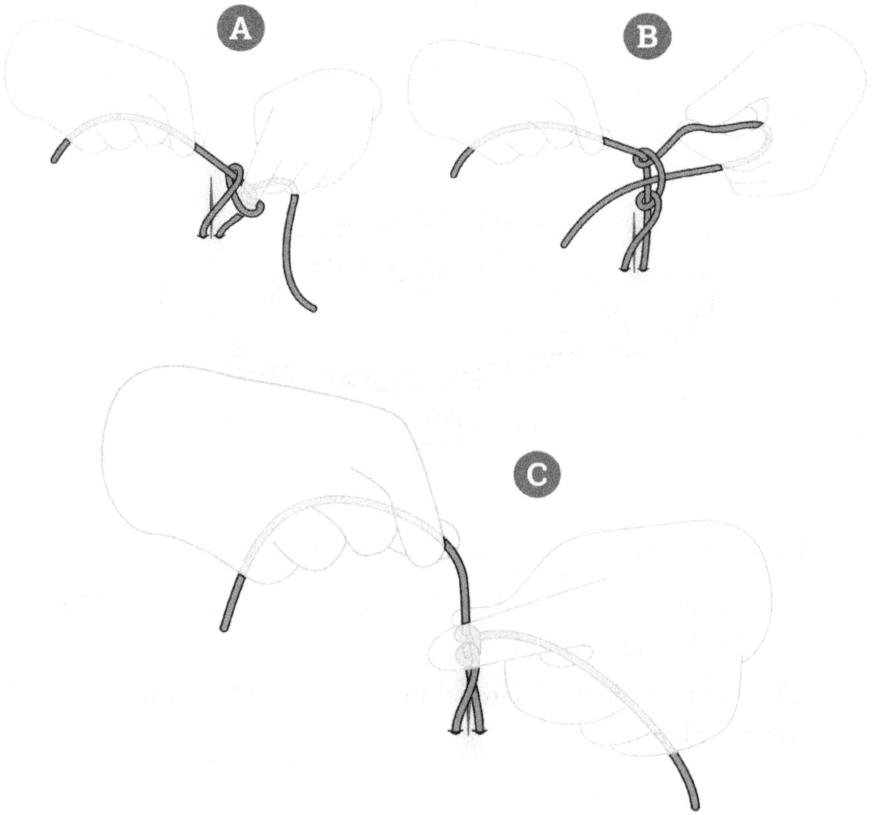

1. Führen Sie das Nahtmaterial unter das Gefäß.
2. Halten Sie mit der rechten Hand ein kürzeres Stück Material zwischen Daumen und Zeigefinger fest.
3. Die linke Hand, die von Ihnen abgewandt ist, muss ein längeres Stück Material zwischen Daumen und Mittelfinger halten, das von Ihnen abgewandt ist.
4. Während Sie den Zeigefinger der linken Hand herausstrecken, führen Sie das Material in der rechten Hand um den linken Zeigefinger herum und haken es ein. **Abb. A: Erster Wurf.**
5. Ziehen Sie das linke Handmaterial durch diesen Haken und ziehen Sie daran.
6. Wiederholen Sie das „Einhaken" noch einmal und ziehen Sie den Knoten fest. **Abb. B: Zweiter Wurf.**
7. Sie werden feststellen, dass dieser Knoten leicht „rutscht" und mit der linken Hand auf das Gefäß gedrückt werden kann, während Sie das andere Ende mit der rechten Hand festhalten. **Abb. C: Schieben Sie den Knoten nach unten.**
8. Normalerweise wird ein Laufknoten durch das Anbringen von zwei Reffknoten nach ihm für zusätzliche Sicherheit vervollständigt. Dies ist ein wichtiger Schritt, dessen Nichtbeachtung zu einem späteren Zeitpunkt zu einem Wundbruch führen kann. Dies wird im folgenden Abschnitt beschrieben.

Sowohl der Altweiberknoten als auch der Laufknoten sind für tiefere Körperhöhlen geeignet. In diesen Fällen kann der Knoten auf einer oberflächlichen Ebene gebunden werden und kann dann in den tieferen Bereich geschoben werden, wo er platziert werden muss.

Kreuzknoten

Wie bereits erwähnt, ist dieser Knoten ähnlich wie ein Reffknoten, wird aber mit einem Instrument gesetzt. Diese wird bei den meisten Nahttechniken zum Wundverschluss verwendet.

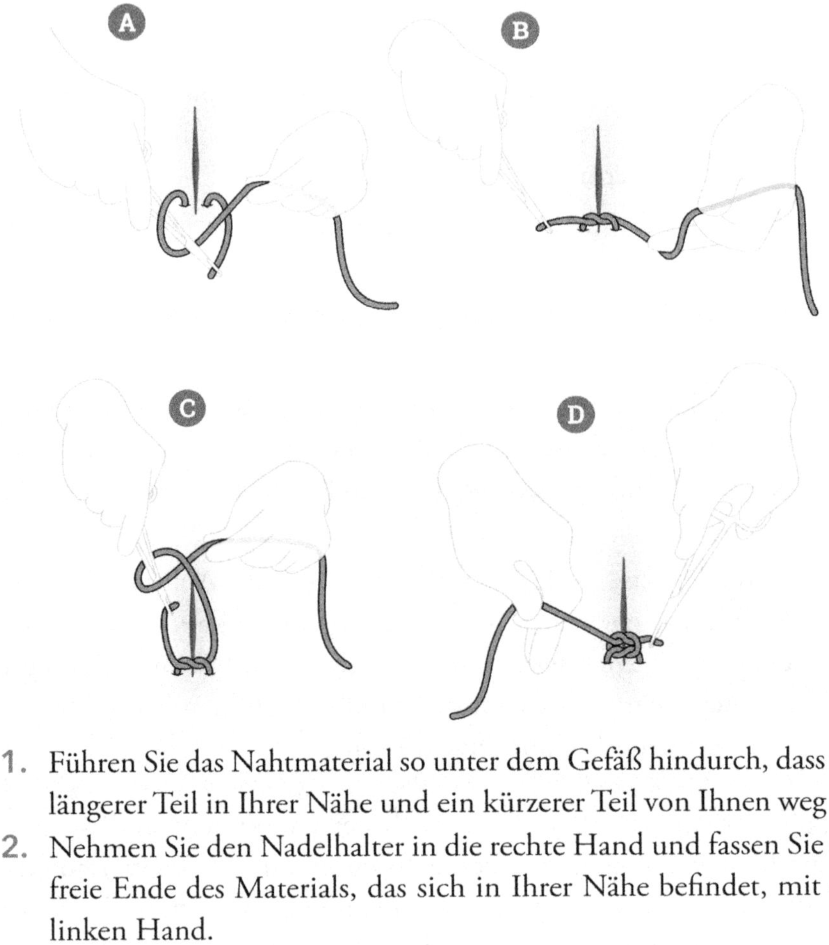

1. Führen Sie das Nahtmaterial so unter dem Gefäß hindurch, dass ein längerer Teil in Ihrer Nähe und ein kürzerer Teil von Ihnen weg ist.
2. Nehmen Sie den Nadelhalter in die rechte Hand und fassen Sie das freie Ende des Materials, das sich in Ihrer Nähe befindet, mit der linken Hand.
3. Schlingen Sie das lange Ende einmal im Uhrzeigersinn über den Nadelhalter. **Abb. A: Erstes Werfen und Greifen.**
4. Greifen Sie mit dem Nadelhalter das andere Ende des Materials und ziehen Sie es fest, wobei das kürzere Ende zu Ihnen hin und das längere Ende von Ihnen weg bewegt wird. **Abb. B: Festziehen.**
5. Schlingen Sie das längere Materialende erneut über den Nadelhalter,

diesmal gegen den Uhrzeigersinn. **Abb. C: Zweites Werfen und Greifen.**

6. Fassen Sie das kürzere Ende mit dem Nadelhalter und ziehen Sie es fest, indem Sie es von sich weg bewegen, während das lange Ende zu Ihnen hin bewegt wird. **Abb. D: Endknoten.**

Müllerknoten

Der Müllerknoten oder seine modifizierte Version (auch Strangulationsknoten genannt) wird bei der Ligatur von Blutgefäßen und Pedikeln verwendet. Dieser Knoten bietet zusätzliche Sicherheit und ist sehr nützlich beim Abbinden von größeren Stielen. Dies kann entweder mit der Hand oder mit einem Gerät erfolgen.

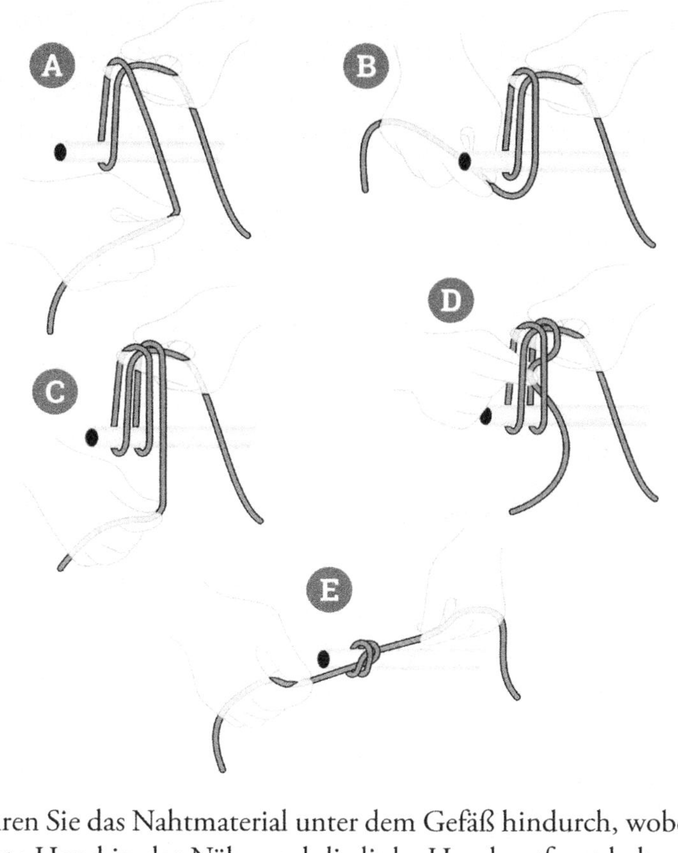

1. Führen Sie das Nahtmaterial unter dem Gefäß hindurch, wobei Sie die rechte Hand in der Nähe und die linke Hand entfernt halten.
2. Schlingen Sie das Material in der rechten Hand über den linken

Zeigefinger und klemmen Sie es ein. **Abb. A: Erster Wurf.**

3. Wickeln Sie das freie Ende desselben Materials wieder um das Gefäß, um Ihren Zeigefinger, und klemmen Sie auch dieses zwischen Ihrem linken Daumen und Zeigefinger ein. **Abb. B: Greifen und Ziehen. Abb. C: Zweiter Wurf.**
4. Nehmen Sie den Nadelhalter und führen Sie ihn durch die Schlaufe, und fassen Sie damit das freie Ende. **Abb. D: Ziehen durch die Schleife.**
5. Ziehen Sie diese an, wobei Sie die linke Hand zu sich und die rechte Hand von sich wegführen. **Abb. E: Endgültiges Festziehen.**
6. Der Müllerknoten kann auf eine andere, ähnliche Weise gebunden werden **(MÜLLERS 2)**. Dabei muss das Material dreimal, statt zweimal, unter dem Gefäß und über den linken Zeigefinger geführt werden **Abb. A bis D: Drei Schlaufen.** Das freie Ende des Materials muss durch die mittlere Schlaufe gezogen werden, die von der linken Hand gehalten wird, und dann mit der rechten Hand gegriffen werden. **Abb. E: Ziehen durch die mittlere Schleife.** Ziehen Sie abschließend fest, wobei Sie die rechte Hand von sich weg und die linke Hand zu sich hin bewegen. **Abb. F: Endgültiges Festziehen.**

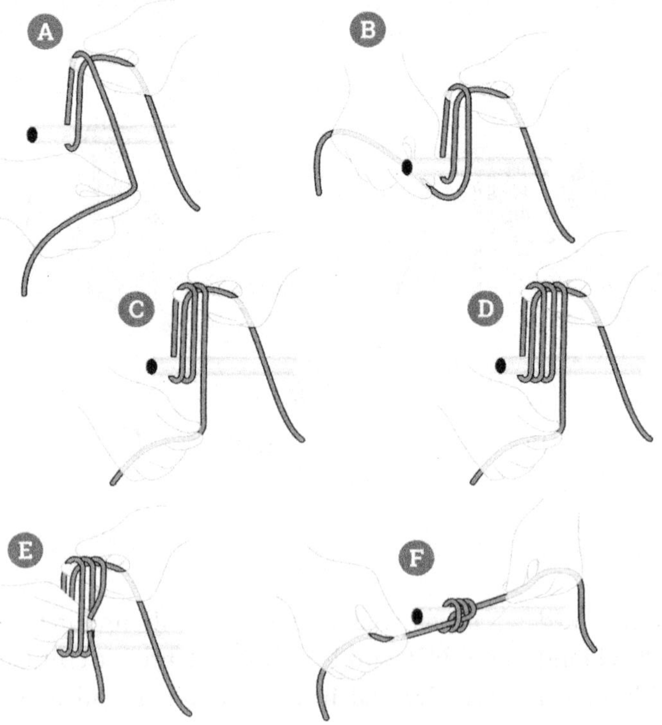

Aberdeen-Knoten

Dieser Knoten wird am Ende von fortlaufenden Nähten verwendet, wobei das lose Material des vorherigen Abschnitts als Schlaufe verwendet wird.

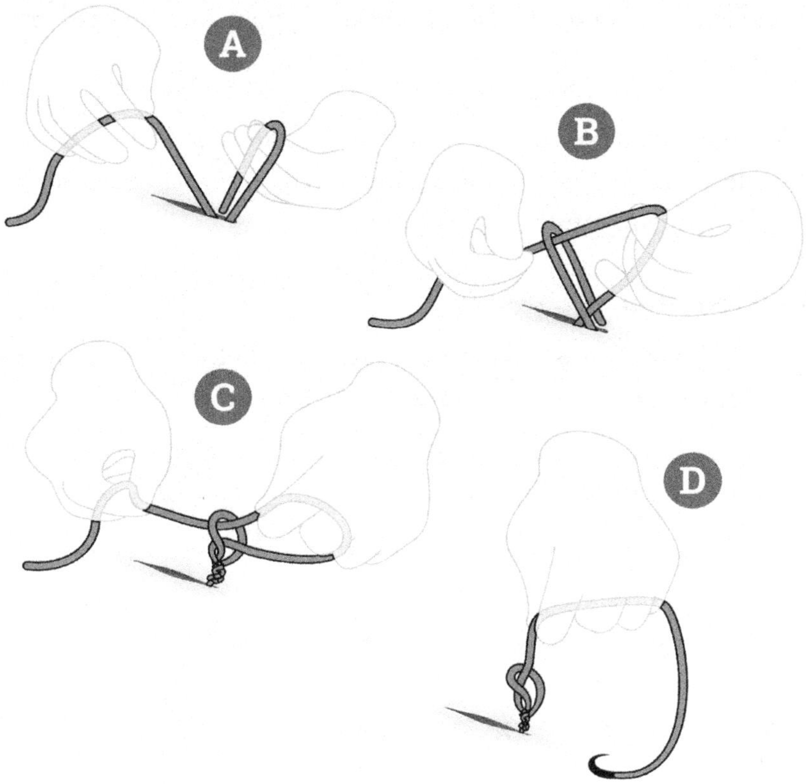

1. Die lose Schlaufe des vorherigen Abschnitts muss in der linken Hand gehalten werden, während das lange Ende des Nahtmaterials mit der Nadel in der rechten Hand liegt. **Abb. A: Halten Sie die erste Schleife in einer Hand.**
2. Ziehen Sie das lange Ende mit den Fingern der linken Hand zu einer Schlaufe und ziehen Sie es durch die vorhandene Schlaufe. **Abb. B: Erstellen der zweiten Schleife.**
3. Die alte Schlaufe setzt sich auf der Wunde ab, und die neue Schlaufe wird nun in der Hand gehalten.

4. Wiederholen Sie den Vorgang mindestens sechs- bis achtmal für maximale Sicherheit. **Abb. C: Nach dem Anbringen von sechs bis acht Schleifen.**
5. Ziehen Sie am Ende die Nadel selbst durch die letzte Schlaufe und ziehen Sie sie fest. Das freie Ende kann abgeschnitten werden. **Abb. D: Ziehen der Nadel durch die letzte Schleife.**

Der Aberdeen-Knoten wird am Ende von fortlaufenden Nähten bevorzugt, weil er dem Chirurgen erlaubt, mehrere Würfe zu platzieren, ohne die Masse des Knotens zu sehr zu vergrößern.

Halbblutknoten

Der Halbblutknoten ist ein weiterer Knoten, bei dem mehrere Würfe verwendet werden, ohne dass ein sperriger Knoten entsteht.

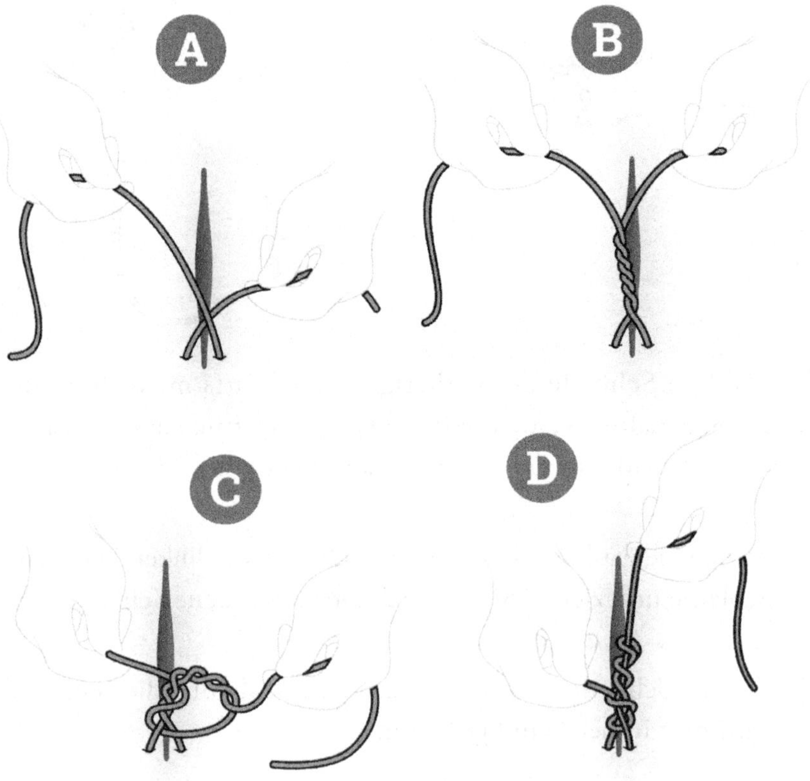

1. Führen Sie das freie Ende des Nahtmaterials durch die Schlaufe, die durch den vorherigen Abschnitt gebildet wurde. **Abb. A: Anfangsschleife.**
2. Nehmen Sie das freie Ende des Materials, und wickeln Sie es sechs bis acht Mal um sich selbst. **Abb. B: Sechs bis acht Winde.**
3. Führen Sie das freie Ende des Nahtmaterials in die zwischen der Anfangsschlaufe und dem ersten Wurf gebildete Schlaufe ein.
4. Führen Sie nun das freie Ende des Nahtmaterials in die durch den vorherigen Schritt gebildete Schlaufe ein. **Abb. C: Durchlaufen der ersten und letzten Schleife.**
5. Ziehen Sie das freie Ende fest, um den Knoten zu sichern. **Abb. D: Ziehen zum Sichern des Knotens.**

Verladerknoten

Dieser Knoten ist ein Beispiel für einen selbstsichernden Knoten. Er bietet zusätzliche Sicherheit und verrutscht nicht.

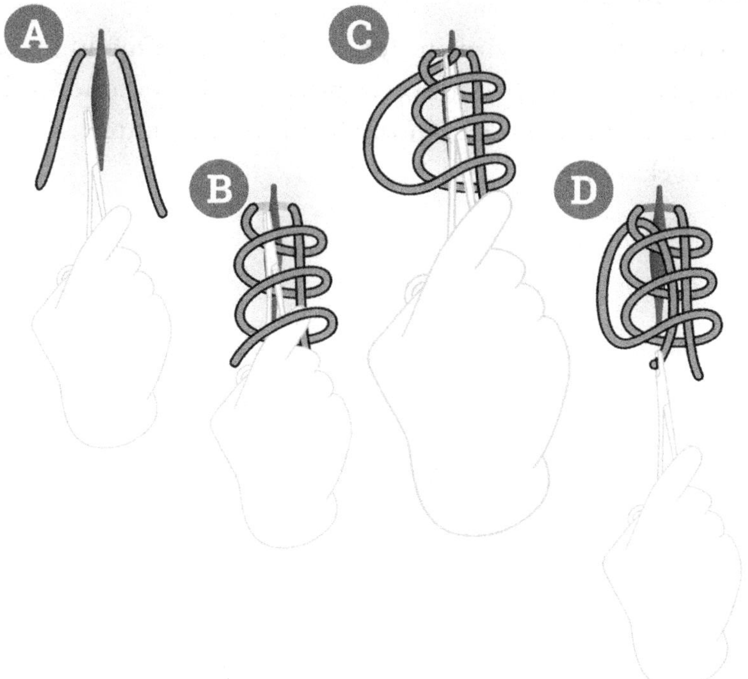

1. Um diesen Knoten zu machen, wird zunächst ein Biss durch das Gewebe genommen.
2. Setzen Sie den Nadelhalter neben das längere Ende des Nahtmaterials (das Ende, das in das Gewebe eindringt). **Abb. A: Setzen Sie den Nadelhalter neben das lange Ende.**
3. Wickeln Sie das freie Ende (das Ende, das aus dem Gewebe austritt und in dem sich die Nadel befindet) sowohl um das lange Ende des Materials als auch um den Nadelhalter mehrere Male. **Abb. B: Wickeln Sie das freie Ende um das lange Ende und den Nadelhalter.**
4. Fassen Sie dann das freie Ende des Materials (mit der Nadel) mit dem Nadelhalter. **Abb. C: Freies Ende greifen.**
5. Ziehen Sie das freie Ende mit dem Nadelhalter fest. Der Knoten wird verriegelt und kommt auf dem Gewebe zur Ruhe. **Abb. D: Festziehen.**

Delimar-Knoten

Der Delimar-Knoten wird in der Regel bei der Durchführung von endoskopischen Eingriffen verwendet. Er ist besonders bei der Arthroskopie nützlich. Der Knoten wird mit den unten angegebenen Schritten geknüpft:

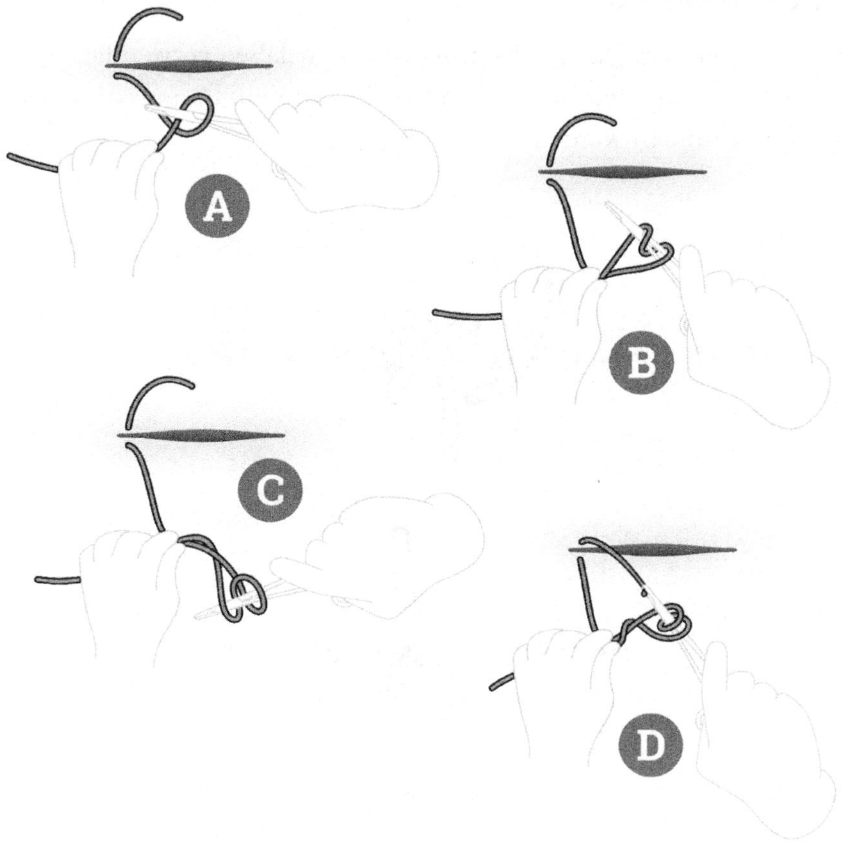

1. Nehmen Sie den Nadelhalter in die rechte Hand und bilden Sie eine Schlaufe mit dem langen Ende des Materials neben der Nadel. **Abb. A: Schleife langes Ende.**
2. Nehmen Sie das freie Ende des Materials in Ihre linke Hand. Führen Sie sie über die im vorherigen Abschnitt hergestellte Schleife und unter die Spitze des Nadelhalters. **Abb. B: Vorherige Schleife übergehen.**
3. Wiederholen Sie den Vorgang mit zwei weiteren Würfen. **Abb. C: Zusätzlicher Drall.**
4. Fassen Sie nun das freie Ende mit dem Nadelhalter, ziehen Sie es durch die Schlaufen und ziehen Sie den Knoten fest. **Abb. D: Freies Ende fassen und daran ziehen.**

Konstriktorknoten

Dieser Knoten wird für die Ligatur von Blutgefäßen verwendet und soll mehr Knotensicherheit bieten als der Müllerknoten. Dieser Knoten kann wie folgt gebunden werden:

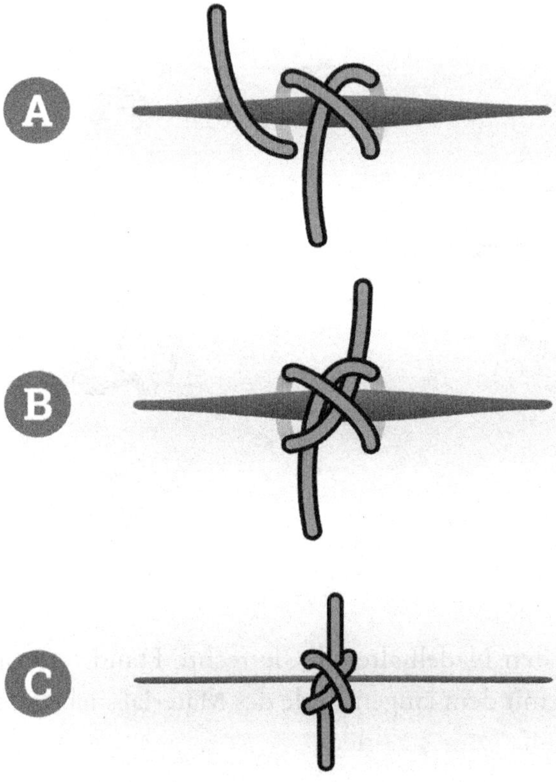

1. Führen Sie das Nahtmaterial so unter das zu ligierende Blutgefäß, dass ein Ende zu Ihnen hin und das andere von Ihnen weg liegt.
2. Falten Sie das Ende, das Ihnen zugewandt ist, über das Blutgefäß und von Ihnen weg. **Abb. A: Nahes Ende oben und rundherum falten.**

3. Falten Sie das Ende, das von Ihnen weg liegt, über das Gefäß zu Ihnen hin und dann unter dem Gefäß von Ihnen weg, so dass eine Schlaufe entsteht. **Abb. B: Anderes Ende nach unten und unter die Schlaufe falten.**
4. Setzen Sie den Nadelhalter in diese Schleife ein.
5. Drehen Sie nun das freie Ende der Schlaufe hinter das andere freie Ende des Materials und fassen Sie es mit dem Nadelhalter.
6. Ziehen Sie die freien Enden mit Hilfe des Nadelhalters fest. **Abb. C: Festziehen.**

Referenzen

1. Brown RP: Knotting technique and suture materials. Br J Surg 1992;79(5):399-340
2. Silver E, Wu R, Grady J, Song L. Knot Security- How is it Affected by Suture Technique, Material, Size, and Number of Throws? J Oral Maxillofac Surg 2016; 74(7): 1304-1312
3. Richey ML, Rose SC: Assessment of knot security in continuous intradermal wound closures. J Surg Res 2005;123:284-288
4. Taylor H, Grogono AW. The constrictor knot is the best ligature. Ann R Coll Surg Engl. 2014 (96): 101-105

SELBSTEINSCHÄTZUNG

1. Wie wird die erste Schleife des Knotens genannt?
   a. Sicherungsschleife
   b. Mastwurf
   c. Halber Schlag
   d. Annäherungsschleife

2. Welcher der folgenden Faktoren hat keinen Einfluss auf die Knotensicherheit?
   a. Chirurgische Technik
   b. Nahtmaterial
   c. Durchmesser der Naht
   d. Anzahl der Würfe

3. In welche Richtung sollen die freien Enden des Fadens nach dem Setzen der letzten Schlaufe gezogen werden?
   a. Vertikal
   b. Horizontal
   c. In einem spitzen Winkel
   d. In einem stumpfen Winkel

4. Welcher der folgenden Knoten ist von Natur aus der schwächste Knoten?
   a. Reffknoten
   b. Chirurgenknoten
   c. Altweiberknoten
   d. Kreuzknoten

5. Welche der beiden folgenden Knoten sind identisch?
   a. Kreuzknoten und Laufknoten
   b. Kreuzknoten und Reffknoten
   c. Kreuzknoten und Chirurgenknoten
   d. Kreuzknoten und Müllerknoten

6. Welcher der folgenden Knoten ermöglicht dem Chirurgen die Kontrolle über die Spannung der Wunde?

   a. Laufknoten
   b. Reffknoten
   c. Kreuzknoten
   d. Altweiberknoten

7. Welche der folgenden Methoden kann zur Ligatur von sperrigen Blutgefäßen verwendet werden?

   a. Aberdeen-Knoten
   b. Reffknoten
   c. Müllerknoten
   d. Chirurgenknoten

8. Welcher der folgenden Knoten wird bei der endoskopischen Nahtlegung verwendet?

   a. Müllerknoten
   b. Aberdeen-Knoten
   c. Verladerknoten
   d. Delimar-Knoten

9. Welcher der folgenden Knoten ist nicht für Laufnähte geeignet?

   a. Aberdeen-Knoten
   b. Laufknoten
   c. Halbblutknoten
   d. Verladerknoten

10. Was ist die Indikation für das Setzen eines Chirurgenknotens?

   a. Wundverschluss unter Spannung
   b. Ligatur sperriger Blutgefäße
   c. Laufendes Nahtmaterial
   d. Endoskopisches Nähen

KAPITEL 4

Techniken Des Nähens - Grundnähte Und Modifikationen

Alle Nähtechniken basieren auf vier oder fünf Grundnähten, die modifiziert und auf verschiedene klinische Situationen angewendet werden können. In diesem Kapitel werden diese Grundnähte und ihre direkten Modifikationen besprochen. Anfänger müssen zunächst lernen, alle grundlegenden Nähtechniken mit Geschick und Geschwindigkeit auszuführen, bevor sie versuchen, die Modifikationen zu erlernen.

EINFACHE UNTERBROCHENE NAHT

Anfänger müssen immer mit dem Erlernen der einfachen unterbrochenen Naht beginnen. Sobald Sie diese Methode des Nähens beherrschen, können Sie zu den anderen Techniken übergehen.

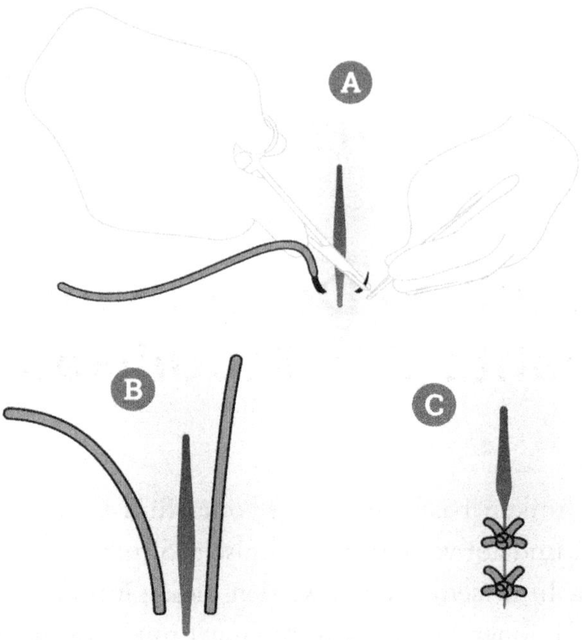

Technik:

1. Beginnen Sie die einfache unterbrochene Naht immer in der Mitte der Wunde. Sobald der erste Stich gesetzt ist, können Sie aufeinanderfolgende Stiche in Abständen von 0,5 cm auf jeder Seite setzen, bis Sie die Peripherie der Wunde erreichen.
2. Stülpen Sie mit der Gewebepinzette den ersten Wundrand um und führen Sie die Nadel durch die oberflächliche Oberfläche bis zum tieferen Teil des Wundrandes ein.
3. Ziehen Sie die Nadel zurück, wenn sie aus der Tiefe auftaucht, und lassen Sie nur eine kurze Länge (ca. 2-3 cm) am ersten Ende übrig.
4. Führen Sie die Nadel durch den tiefen Teil des gegenüberliegenden Wundrandes. Schieben Sie die Gewebepinzette zu diesem Wundrand, während Sie die Nadel einführen. **Abb. A: Bisse.**
5. Ziehen Sie die Nadel zurück, wenn sie aus dem oberflächlichen Teil austritt, und ziehen Sie das gesamte Material zwischen den beiden Rändern straff. Sammeln Sie das Material, indem Sie es in Ihrer

nicht-dominanten Hand herumwirbeln. Die anfängliche 2-3 cm lange Länge des Materials, die zurückgeblieben ist, sollte als solche verbleiben und zum Binden von Knoten verwendet werden. **Abb. B: Vor dem Setzen des Knotens.**

6. Setzen Sie einen Kreutknoten wie im vorherigen Abschnitt beschrieben. **Abb. C: Endknoten.**
7. Schneiden Sie beide Enden der Naht ab.

Indikationen und Kontraindikationen:

- Dies sind die am häufigsten verwendeten Nahtmaterialien. Sie sind besonders in der Notaufnahme zum Verschließen von Risswunden nützlich.
- Diese sind nicht für die Platzierung in tiefen Gewebeschichten oder extrem ästhetischen Zonen geeignet.

Vorteile:

- Sie sind einfach zu platzieren und können auch von Anfängern durchgeführt werden.
- Sie bieten der Wunde eine hohe Zugfestigkeit
- Da diese Nähte voneinander getrennt sind, können sie die Schwellung des Gewebes gut aufnehmen und verhindern so ein Abschnüren der Wunde und eine Beeinträchtigung der Blutzirkulation.
- Die Tiefe und der Abstand der Nähte können vom Chirurgen entsprechend der Wundkontur angepasst werden. Dies ist besonders in der Notaufnahme nützlich, wo Risswunden selten saubere Schnitte sind.
- Wenn ein Teil der Naht nachgibt, können die anderen unterbrochenen Nähte die Wundränder noch zusammenhalten. So geht die Integrität der gesamten Nahtlinie nicht verloren.

Nachteile:

- Da jede Naht einen individuellen Knoten erfordert, sind diese zeitaufwendig zu platzieren.

- Die Nähte neigen dazu, kreuzschraffierte Spuren auf der Haut zu hinterlassen, da mehrere Knoten gesetzt werden. Kreuzschraffierte Spuren können vermieden werden, wenn die Nähte rechtzeitig bis zum fünften Tag entfernt werden.

Änderung: Die einfache vergrabene Naht

Diese Technik wird zum Verschluss tieferer Wundschichten vor dem Hautverschluss verwendet. Die Schritte zum Setzen einer einfachen vergrabenen Naht sind wie folgt:

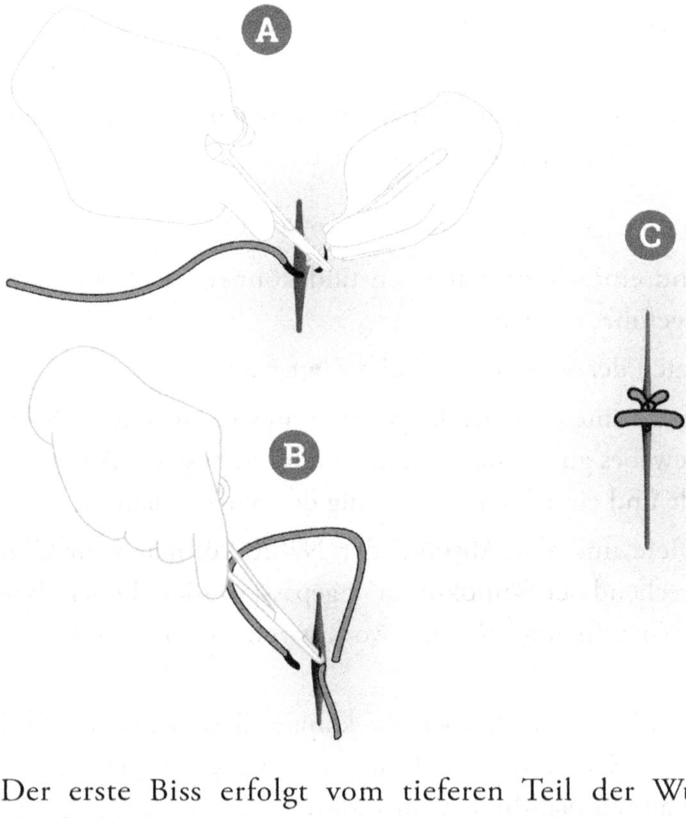

1. Der erste Biss erfolgt vom tieferen Teil der Wunde zum oberflächlichen Teil (im Gegensatz zur regulären unterbrochenen Naht, bei der der erste Biss von oberflächlich nach tief geht). **Abb. A: Erster Biss.**
2. Der zweite Stich wird vom oberflächlichen Teil des

gegenüberliegenden Wundrandes zum tiefen Teil geführt (wiederum im Gegensatz zur regulären unterbrochenen Naht, die von tief nach oberflächlich führt). **Abb. B: Zweiter Biss.**

3. Sammeln Sie das Material, wie zuvor beschrieben, und setzen Sie einen Kreuzknoten.
4. Sobald der Knoten festgezogen ist, werden Sie feststellen, dass er „vergraben" wird, d. h. der Knoten neigt dazu, auf dem tieferen Teil der Tiefenschicht zu liegen. Dies ist nützlich, da dieser Knoten die Platzierung der Naht auf einer oberflächlicheren Schicht nicht beeinträchtigt. **Abb. C: „Vergrabener" Knoten.**

Änderung: Die einfache unterbrochene Tiefenkorrekturnaht

Diese Technik wird verwendet, wenn eine Diskrepanz in der Tiefe der Wunde zwischen den beiden Rändern besteht. Dies kann entweder anatomisch bedingt sein oder durch einen falschen Verschluss der tieferen Schichten durch den Bediener verursacht werden. Die Technik zur Platzierung dieser modifizierten Naht ist wie folgt:

1. Durchstechen Sie die oberflächliche Fläche des Wundrandes, die höher liegt als der gegenüberliegende Rand.
2. Die Nadel tritt an der tiefen Oberfläche in einer flachen Ebene aus. Wenn die oberflächliche Oberfläche zum Beispiel die Haut ist, kann die Nadel an der dermal-epidermalen Verbindung austreten.
3. Die Nadel dringt dann in die tiefe Fläche des gegenüberliegenden (niedrigeren) Wundrandes ein, nicht in entsprechender Tiefe, sondern in einem tieferen Niveau. Im obigen Beispiel würde die Nadel an der Oberfläche in der Dermis oder tiefer eindringen.
4. Die Nadel taucht dann an der Oberfläche des gegenüberliegenden Wundrandes in einem ähnlichen Abstand zur Wunde auf wie beim ersten Einstich. Beachten Sie, dass sich nur die Tiefe unterscheidet, der Abstand zur Wunde hingegen nicht.
5. Anschließend wird ein Kreuzknoten gesetzt. Der Knoten muss eine ausreichende Festigkeit aufweisen, darf aber nicht zu fest sein, da sonst die Nahtlinie ungleichmäßig aussieht.

EINFACHE LAUFNAHT

Die einfache Laufnaht ist eine kontinuierliche Nahtart, die an einem Ende der Wunde beginnen und sich über die gesamte Länge bis zum anderen Ende fortsetzen kann. Es werden keine Knoten dazwischen gesetzt, und nur ein Knoten wird am Ende der gewickelten Länge gesetzt.

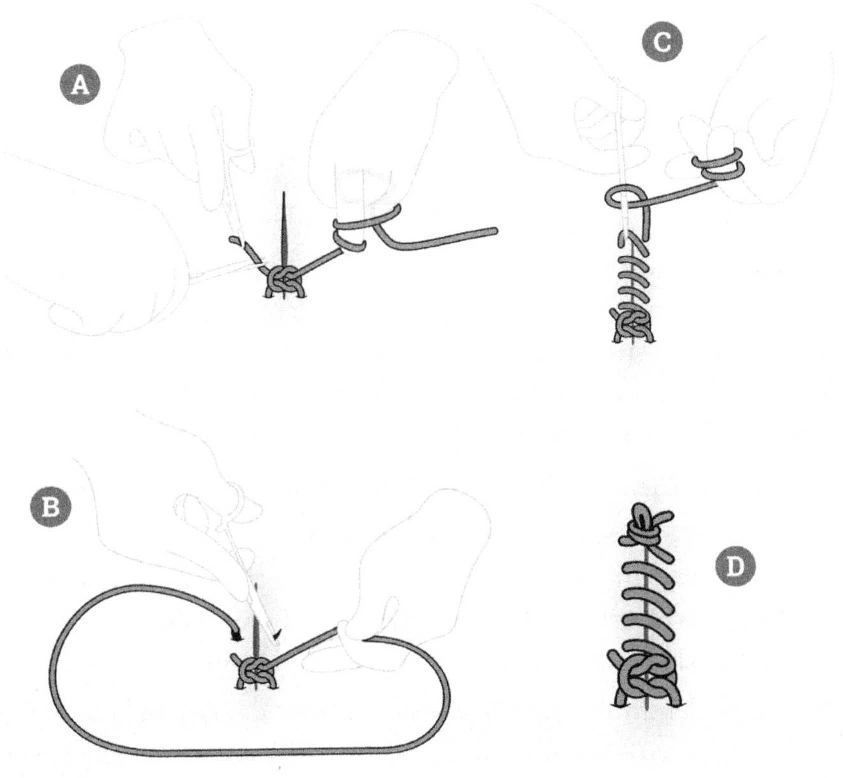

Technik:

1. Der erste Teil der Laufnaht ist ähnlich wie die unterbrochene Naht.
2. Die Nadel wird durch den oberflächlichen Teil eines Wundrands eingeführt und durch den tiefen Teil herausgezogen.
3. Die Nadel wird dann in den tiefen Teil des gegenüberliegenden Wundrandes eingeführt und durch den oberflächlichen Teil wieder herausgezogen.

4. Ähnlich wie bei der unterbrochenen Naht wird ein Kreuzknoten gesetzt.
5. Anstatt beide Enden der Naht abzuschneiden, wird jetzt nur das kürzere Ende abgeschnitten und das längere Ende des Materials, das die Nadel enthält, wird intakt gelassen. **Abb. A: Schneiden Sie nur das kurze Ende.**
6. Die Nadel wird zum ursprünglichen Wundrand zurückgebracht und von oberflächlich nach tief, einige Millimeter vom ersten Einstich entfernt, erneut eingeführt.
7. An einem parallelen Punkt des gegenüberliegenden Wundrandes wird die Nadel eingeführt und von tief nach oberflächlich herausgeführt. **Abb. B: Platzieren von kontinuierlichen Bissen.**
8. Der Vorgang wird über die gesamte Wundlänge immer wieder wiederholt.
9. Es ist zu beachten, dass wenn die Bisse auf gegenüberliegenden Seiten direkt übereinander liegen, die Naht diagonal erscheint. Wenn die Bisse auf gegenüberliegenden Seiten leicht schräg zueinander stehen, erscheinen die Nahtstrecken gerade.
10. Der letzte Abschnitt wird etwas locker gelassen, um die Platzierung des Knotens zu ermöglichen. **Abb. C: Setzen des Knotens.**
11. Der Kreuzknoten wird gesetzt, indem der „lose" Teil des vorherigen Bisses anstelle eines freien Endes gefasst wird. Sobald der Knoten gemacht ist, können beide Enden abgeschnitten werden. **Abb. D: Endknoten.**

Indikationen und Kontraindikationen:

- Sie wird bei langen Wunden mit minimaler Wundspannung eingesetzt.
- Wird zur Sicherung von Lappen und Hauttransplantaten verwendet.
- Es sollte nicht bei Wunden verwendet werden, bei denen ein erhöhtes Risiko einer Wunddehiszenz besteht.

Vorteile:

- Die Narbenbildung ist im Vergleich zu unterbrochenen Nähten geringer, da weniger Knoten vorhanden sind.
- Es ist bequemer und viel schneller zu platzieren.

Nachteile:

- Wenn ein Teil der Naht nachgibt, kann die Integrität der gesamten Wunde verloren gehen.
- Es ist schwierig, Feineinstellungen entlang der Konturen einer unregelmäßigen Wunde vorzunehmen.

Änderung: Die laufende gesperrte Naht

Bis auf einen Unterschied wird die laufende gesperrte Naht fast genau so platziert wie die einfache laufende Naht. Jeder Abschnitt des Nahtmaterials wird „verriegelt", indem die Nadel durch das Material geschlungen wird. Die Technik ist wie folgt:

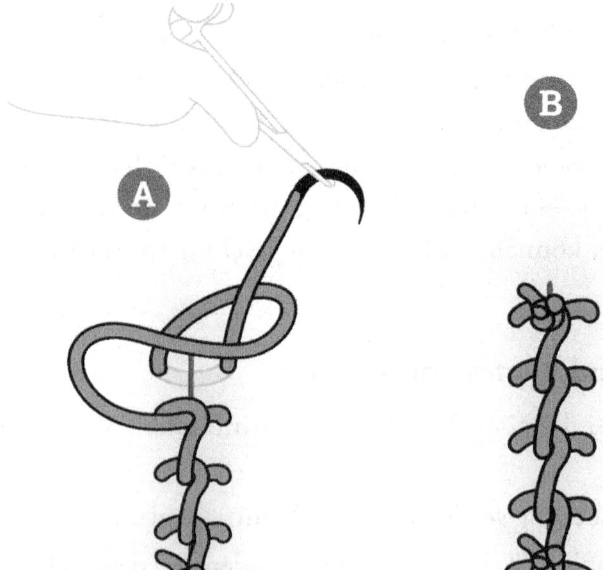

1. Die Nadel wird durch einen Wundrand von oberflächlich nach tief eingeführt und aus dem Wundrand von tief nach oberflächlich herausgeführt.
2. Ein Kreuzknoten wird platziert und das kurze Ende des Nahtmaterials wird abgeschnitten.
3. Ähnlich wie bei der einfachen Laufnaht wird die Nadel wieder durch den ersten Wundrand ein- und durch den anderen, wenige Millimeter von den ersten Einstichen entfernt, wieder herausgeführt.
4. Nach dem Austritt der Nadel muss diese jedoch durch die Schleife des vorherigen Abschnitts gezogen werden, wodurch sie „gesperrt" wird. **Abb. A: Ziehen der Nadel innerhalb der Schlaufe.**
5. Dieser Vorgang wird wiederholt, und jeder Abschnitt wird mit dem vorherigen über die gesamte Länge der Wunde „gesperrt".
6. Der letzte Abschnitt darf jedoch nicht gesperrt werden, sondern muss lose bleiben, um das Anbringen eines Kreuzknotens zu erleichtern.
7. Nachdem der Kreuzknoten platziert wurde, werden die freien Enden unter Verwendung der „Schlaufe" des vorherigen Bisses abgeschnitten. **Abb. B: Setzen des Knotens.**

Die laufende gesperrte Naht wird im Allgemeinen in Bereichen platziert, die eine erhöhte Zugfestigkeit erfordern, wie z. B. bei einem Lappen, der in eine Empfängerstelle eingesetzt wird und an seinen Rändern Heilung und Durchblutung herstellen muss. Es ist auch in Bereichen nützlich, in denen eine Blutstillung erforderlich ist, oder in Bereichen, die zu starken Blutungen neigen, wie z. B. Kopfhautwunden. Diese Naht ist jedoch nicht geeignet in Bereichen, in denen die Durchblutung beeinträchtigt ist, da diese Naht eine weitere Strangulierung des Gewebes verursachen kann.

VERTIKALE MATRATZENNAHT

Die vertikale Matratzennaht ist auch als „Donati-Naht" bekannt, benannt nach dem italienischen Chirurgen, der sie zuerst beschrieben hat. Diese Naht bietet eine sicherere Methode zum Schließen der Wunde. Außerdem bietet sie im Vergleich zur regulären Technik eine hervorragende Eversion der Wundränder.

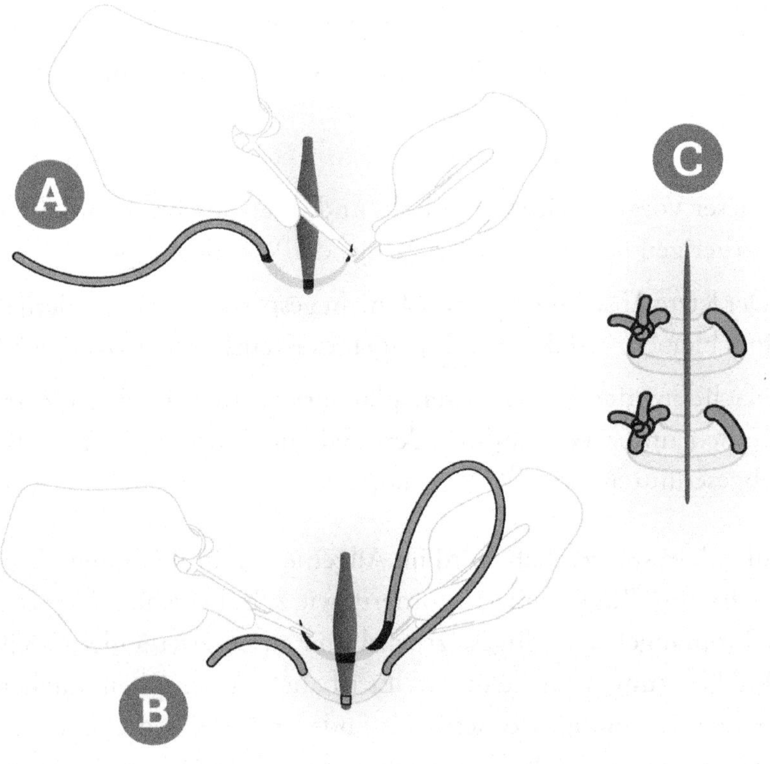

Technik:

1. Die Nadel wird vom oberflächlichen bis zum tiefen Teil der Wundoberfläche, etwas entfernt vom Wundrand, etwa 4 mm bis 8 mm, eingeführt.
2. Die Nadel sollte, wenn sie aus der Tiefe kommt, in einer tieferen Ebene liegen, vorzugsweise tief in der Dermis.

3. Die Nadel dringt dann auf der gegenüberliegenden Seite in den tiefen Teil des Wundrandes ein, und zwar auf gleicher Höhe, d. h. tief in die Dermis.
4. Die Nadel tritt am oberflächlichen Teil des gegenüberliegenden Wundrandes aus, wiederum 4mm bis 8mm von der Wunde entfernt. **Abb. A: Fernbisse.**
5. Die Nadel wird umgedreht und auf der zweiten Seite erneut in die Hautoberfläche gestochen, diesmal aber näher am Wundrand (ca. 1 mm bis 2 mm von der Wunde entfernt).
6. Die Nadel muss an der tiefen Oberfläche oberflächlicher als die vorherigen Stiche austreten (an oder oberhalb der Dermis).
7. Die Nadel wird auf der tiefen Fläche der ersten Seite in der gleichen Tiefe eingeführt.
8. Sie wird auf der oberflächlichen Oberfläche der ersten Seite wieder näher an den Wundrand gebracht (1 mm bis 2 mm von der Wunde entfernt). **Abb. B: Nahbisse.**
9. Dann wird ein Kreuzknoten angelegt und die beiden Enden der Naht werden abgeschnitten.
10. Dies kann über die gesamte Länge der Wunde wiederholt werden. **Abb. C: Nach dem Setzen des Knotens.**

Indikationen und Kontraindikationen:

- Diese Technik wird in Bereichen angewandt, die zur Inversion neigen, z. B. beim Hautverschluss nach der Exzision einer Dermoidzyste. Die zusätzliche Eversion, die durch die gleichmäßige Technik entsteht, führt zu einer flachen Narbe.
- Es wird verwendet, wenn der Verschluss über wichtigen anatomischen Strukturen erfolgt, da es einen zusätzlichen Widerstand gegen den Wunddurchbruch bietet.
- Sie wird vorzugsweise in ästhetischen Bereichen vermieden, da die Gefahr der Bildung von Nahtmarkierungen hoch ist.

Vorteile:

- Sie erzeugt eine signifikante Wundumkehrung.
- Sie neigt dazu, tote Räume innerhalb der Wunde zu reduzieren.
- Sie minimiert die Spannung an den Wundrändern und sorgt für zusätzliche Zugfestigkeit und Unterstützung der Wunde.

Nachteile:

- Da diese Naht zwei Eintrittspunkte und zwei Austrittspunkte hat, ist das Risiko einer Kreuzschraffur größer als bei der unterbrochenen Naht.
- Diese Technik erfordert große Aufmerksamkeit, um sicherzustellen, dass die vier Bisse symmetrisch sind. Wenn dies nicht geschieht, kann sich auf einer Seite der Nahtlinie ein unästhetisches „Regal" bilden.

Änderung: Die laufende vertikale Matratzennaht

Diese kombiniert die Vorteile der vertikalen Matratzennaht mit der Laufnaht und bietet eine schnelle Methode zur engen Annäherung von Wundrändern mit Eversion. Diese Technik wird wie folgt durchgeführt:

Die traditionelle vertikale Matratzennaht wird gemäß den oben beschriebenen Schritten platziert. Ein Kreuzknoten wird gebunden.

Anstatt beide Enden des Nahtmaterials abzuschneiden, wird nur das kurze Ende abgeschnitten, und das lange Ende mit der Nadel bleibt für die Laufnaht erhalten. Die Technik wird wie folgt durchgeführt:

1. Die Nadel wird in den oberflächlichen Teil des Wundrandes eingeführt, 4 mm bis 8 mm von der Wunde entfernt, aber etwas weiter horizontal entlang der Wundlänge.
2. Sie wird durch den tiefen Teil herausgeführt und in den entsprechenden tiefen Teil am gegenüberliegenden Rand eingesetzt.
3. Die Nadel wird dann durch die oberflächliche Oberfläche des gegenüberliegenden Rands herausgeführt, 4 mm bis 8 mm von der Wunde entfernt.

4. Die Nadel wird dann umgekehrt und am zweiten Rand von oberflächlich nach tief eingeführt, dieses Mal 1 mm bis 2 mm von der Wunde entfernt.
5. Die Nadel wird auf der gegenüberliegenden Seite von tief nach oberflächlich eingeführt, wiederum 1mm bis 2mm von der Wunde entfernt.
6. Die Nadel wird noch einmal horizontal entlang der Wundlänge verschoben, um einen Stich von 4mm bis 8mm von der Wunde zu nehmen.
7. Der Vorgang wird mit zwei Sätze von Bissen (4 mm bis 8 mm und 1 mm bis 2 mm) auf jeder Ebene über die Länge der Wunde wiederholt,
8. Wenn das Ende der Wunde erreicht ist, wird ein Kreuzknoten unter Verwendung der losen Schlaufe des vorherigen Abschnitts platziert. Anschließend werden beide Enden des Nahtmaterials abgeschnitten.

Änderung: Rollennaht

Die Rollennaht wurde entwickelt, um die Spannung über die Bisse auf beiden Seiten der Nahtlinie zu reduzieren. Dies würde die Menge der entstehenden Kreuzschraffuren und Gewebestrangulationen reduzieren. Diese wird wie folgt platziert:

1. Die Schritte zum Setzen der Rollennaht sind bis auf den letzten Schritt fast identisch mit der vertikalen Matratzennaht.
2. Vor dem Setzen eines Knotens am ersten Wundrand wird die Nadel zum zweiten Wundrand hinübergekreuzt und durch die vertikale Naht-„Linie“, die sich an diesem Rand gebildet hat, geschlungen.
3. Die Nadel wird dann zurück zum ersten Wundrand gekreuzt und der Kreuzknoten wird platziert, bevor beide Nahtenden abgeschnitten werden.

Änderung: Fern- und Nahnaht:

Diese Änderung der vertikalen Matratzennaht ist im Grunde eine Änderung des Rollenstichs. Diese Technik wird durchgeführt, um das Gewebe zu dehnen, wenn die Wunde unter Spannung geschlossen wird. Die folgenden Schritte müssen für das Platzieren von Nah- und Fernnaht befolgt werden:

1. Der erste Wundrand muss mit einer Gewebezange gefasst und umgestülpt werden.
2. Die Nadel wird durch den oberflächlichen Teil der Haut und durch die Dermis 4 mm bis 6 mm vom Wundrand entfernt eingeführt (dies wird als weiter Nahtstich bezeichnet).
3. Die Nadel wird durch den tiefen Teil der Wunde, d. h. die Dermis, gezogen und dann in den tiefen Teil der gegenüberliegenden Seite (die Seite in der Nähe des Bedieners) in der gleichen Tiefe eingeführt.
4. Die Nadel wird durch den oberflächlichen Teil des gegenüberliegenden Rands zurückgezogen, dieses Mal 2 mm vom Wundrand entfernt (dies wird als Nahtstich bezeichnet).
5. Anstatt die Nadel zurückzudrehen, muss die Nadel nun über die Wunde zum ersten Wundrand gekreuzt werden.
6. Die Nadel muss wieder die oberflächliche Oberfläche der Wunde durch die Haut und die Dermis des fernen Randes stechen, aber dieses Mal nur 2 mm vom Wundrand entfernt. Dies ist wieder der Nahtbiss.
7. Die Nadel wird durch die Dermis und die Haut des zweiten Randes, 4-6 mm vom Rand entfernt, herausgezogen. Dies ist der zweite weite Nahtbiss.
8. Dann wird der Kreutknoten gesetzt und die beiden Nahtenden werden abgeschnitten.

Änderung: Halb vergrabene vertikale Matratzennaht

Der Hauptnachteil der vertikalen Matratzennaht ist die Kreuzschraffur, verursacht durch die vier verwendeten Eintrittspunkte. Dieser Nachteil wird bei Verwendung der halb vergrabenen Naht überwunden, die zwei Punkte auf der Oberfläche eliminiert. Daher kann es in Bereichen eingesetzt werden, in denen es auf Ästhetik ankommt. Diese kann mit den folgenden Schritten platziert werden:

1. Die Nadel durchsticht den oberflächlichen Teil eines Wundrandes, etwa 4 mm bis 6 mm von der Wunde entfernt, und tritt durch die tiefe Oberfläche aus.
2. Am gegenüberliegenden Wundrand dringt die Nadel in die entsprechende tiefe Fläche ein. Sie tritt jedoch nicht an der Oberfläche aus. Stattdessen tritt die Nadel an der tiefen Oberfläche auf einem etwas höheren Niveau wieder aus.
3. Die Nadel dringt dann in die tiefe Oberfläche des ersten Wundrands auf demselben höheren Niveau ein und tritt durch die oberflächliche Oberfläche, 2 mm von der Wunde entfernt, wieder aus.
4. Anschließend wird der Kreuzknoten platziert und beide Nahtenden werden abgeschnitten.
5. Diese Methode stellt sicher, dass alle Markierungen nur auf einer Seite der Wunde liegen, während auf der anderen Seite die Markierungen unsichtbar bleiben.

HORIZONTALE MATRATZENNAHT

Die horizontale Matratzennaht ist eine weitere Technik, die für eine ausgeprägte Eversion des Wundrands sorgt. Diese Technik umfasst im Vergleich zu den anderen unterbrochenen Nähten viel mehr Gewebe innerhalb einer einzigen Naht und wird daher häufig als Anfangsnaht verwendet, um die Wundränder zusammenzuhalten.

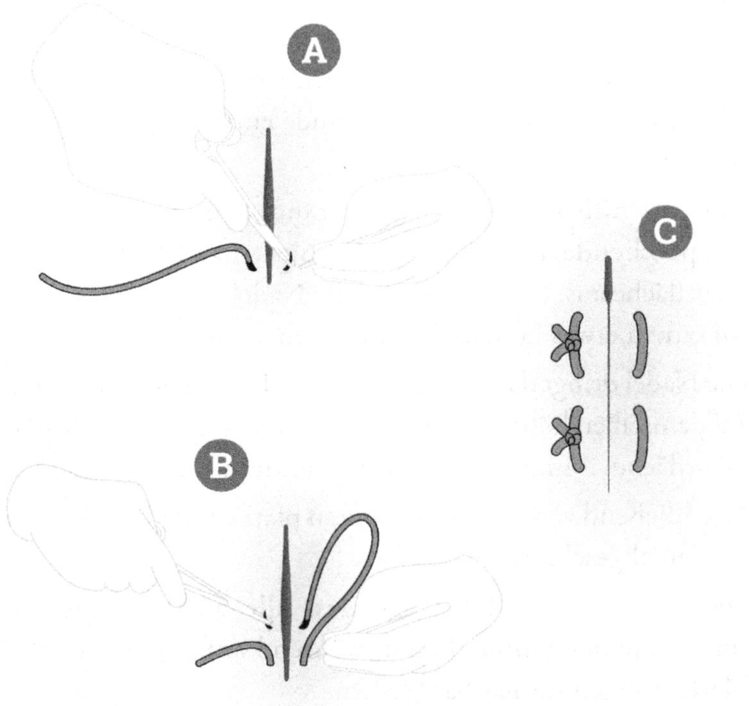

Technik:

1. Die Nadel wird in den oberflächlichen Teil des Wundrandes eingeführt. Der Nadeleinstich muss sich in einem etwas größeren Abstand zur Wunde befinden als die unterbrochene Naht, idealerweise 6 mm bis 8 mm.
2. Die Nadel tritt dann durch den tiefen Teil des Wundrands aus und dringt in den gegenüberliegenden Wundrand auf einer entsprechenden Höhe am tiefen Teil ein.

3. Die Nadel tritt dann durch den oberflächlichen Teil am gegenüberliegenden Rand aus, wiederum 6 mm bis 8 mm von der Wunde entfernt. **Abb. A: Initialer Satz von Bissen.**
4. Die Nadel wird dann umgekehrt und wieder in den oberflächlichen Teil des zweiten Wundrands eingeführt, jedoch etwas weiter unten entlang der Länge der Wunde in horizontaler Richtung. Der Abstand zur Wunde muss gleich bleiben (6mm bis 8mm).
5. Die Nadel tritt aus dem tiefen Teil des zweiten Wundrands aus und dringt in den entsprechenden tiefen Teil des ersten Wundrands ein.
6. Die Nadel tritt aus dem oberflächlichen Teil des zweiten Wundrands aus, der sich in kurzem Abstand horizontal vom ersten Biss befindet. **Abb. B: Zweiter Satz von Bissen.**
7. Anschließend wird ein Kreuzknoten platziert und die beiden Enden der Naht werden abgeschnitten. **Abb. C: Knoten.**

Indikationen und Kontraindikationen:

- Wunden mit extrem hohem Risiko einer Wunddehiszenz.
- Wird nach erfolgter Gewebeexzision verwendet, wenn die Wunde unter Spannung verschlossen werden muss.
- Sie ist als Schienennaht nützlich, sowohl für die Retraktion von Gewebe als auch für die Annäherung der Gewebekanten beim Verschluss mit einer anderen Technik.
- Vermeiden Sie diese Naht, wenn die Blutversorgung des Gewebes beeinträchtigt ist.

Vorteile:

- Da die Nähte nicht vertikal, sondern horizontal ausgerichtet sind, ist es nützlich, um fragile Gewebe mit Zugfestigkeit zu versorgen.
- Diese Technik sorgt für eine gleichmäßige Verteilung der Zugfestigkeit über die Länge der Wunde.
- Sie gibt ein gutes Maß an Wundumkehrung, wodurch die Wunde aufgrund der besseren Annäherung der Ränder schneller heilen kann.

- Sie erlaubt auch eine gewisse Ausdehnung der Haut beim Schließen.

Nachteile:

- Auch diese Technik neigt dazu, Nahtabdrücke zu hinterlassen, da, wie bei vertikalen Matratzennähten, vier Bisse durch das Gewebe genommen werden.
- Auch diese Technik birgt ein hohes Risiko der Gewebestrangulation und kann zu Nekrosen der Wundränder führen. Um dies zu verhindern, können Polstermaterialien, wie z. B. Polster aus Gaze, in das Nahtmaterial eingebracht werden.

Änderung: Die horizontale Matratzenverriegelungsnaht

Diese Technik sorgt für eine bessere Apposition der Wundränder im Vergleich zur traditionellen Methode und lässt sich außerdem leicht entfernen, sobald die Wunde verheilt ist. Diese Technik ist nützlich, wenn das Gewebe atrophisch ist, da dies weniger Potenzial für das Einreißen sowohl während der Platzierung als auch der Entfernung der Naht hat. Die Methode der Platzierung ist wie folgt:

1. Die verwendete Methode ist die gleiche wie die traditionelle horizontale Matratzennaht.
2. Wenn die Nadel auf der ersten Seite austritt, bevor der Knoten platziert wird, ist die Änderung abgeschlossen.
3. Die Nadel wird auf die gegenüberliegende Seite gekreuzt und durch die horizontale „Schlaufe" gezogen, die auf der anderen Seite der Wunde gebildet wird.
4. Die Nadel muss von der Seite, die näher an der Wunde liegt, zu der Seite, die von der Wunde weg ist, gezogen werden, wodurch die Naht verschlossen wird.
5. Die Nadel und das Material werden wieder auf die erste Seite gebracht, um den Kreuzknoten zu binden. Beide Enden der Naht werden dann abgeschnitten.

Änderung: Die laufende horizontale Matratzennaht

Diese Technik kombiniert die horizontale Matratzen- und Laufnähte und ist nützlich, wenn die mit der Matratzentechnik erzielte Eversion mit Geschwindigkeit kombiniert werden muss, wie es bei langen Inzisionen der Fall ist. Diese Technik wird wie folgt durchgeführt:

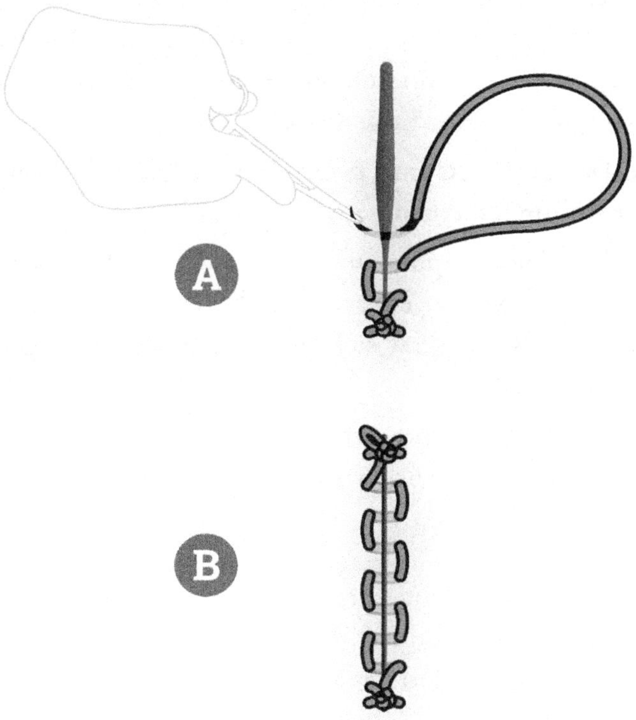

1. Eine traditionelle horizontale Matratzennaht wird unter Verwendung der oben angegebenen Schritte platziert. Der Kreuzknoten ist gebunden.
2. Anstatt beide Enden der Naht zu schneiden, wird nur das kurze Ende geschnitten, während das lange Ende mit der Nadel erhalten bleibt.

3. Die Nadel wird dann in die oberflächliche Oberfläche des ersten Wundrands (der Rand, der den Knoten enthält) eingeführt, horizontal über den Knoten, im gleichen Abstand von der Wunde.
4. Die Nadel tritt aus der tiefen Fläche aus und sticht auf gleicher Höhe in die tiefe Fläche der gegenüberliegenden Kante ein. Sie tritt aus dem oberflächlichen Rand hervor.
5. Die Nadel wird umgedreht und erneut verwendet, um die oberflächliche Oberfläche der zweiten Kante zu durchstechen, horizontal etwas weiter entfernt, und sie tritt an der tiefen Oberfläche aus. **Abb. A: Kontinuierliche Bisse.**
6. Die Nadel sticht noch einmal tief in die Oberfläche der ersten Kante ein und tritt durch die Haut aus.
7. Die Nadel wird noch einmal umgedreht und zum Einstechen in die Haut verwendet, wieder etwas weiter horizontal. Die horizontale Bewegung der Nadel setzt sich über die gesamte Länge auf der Wunde fort.
8. Wenn das Ende der Wunde erreicht ist, wird ein Kreuzknoten mit der losen Schlaufe des vorherigen Abschnitts gebunden. **Abb. B: Endknoten.**

Es kann eine weitere Änderung vorgenommen werden, die die beiden vorherigen Änderungen kombiniert. Man spricht hier von der laufenden verriegelnden horizontalen Matratzennaht.

Änderung: Die Klebestreifen-Horizontalmatratze

Diese Methode wird bei extrem atrophischer Haut angewandt, bei der die Platzierung von Nähten zum Einreißen der Haut führen könnte. In diesen Fällen kann das Anbringen von chirurgischen Klebestreifen den Verschluss erleichtern. Die an die Inzision angrenzenden Wundränder müssen gereinigt und getrocknet werden, um die Verklebung zu erleichtern. Die Nadelstiche werden dann durch den Klebestreifen und das Gewebe geführt.

Änderung: Die halb vergrabene horizontale Matratzennaht

Die halb vergrabene horizontale Matratzennaht wird im Allgemeinen als „Eckstich" bezeichnet. Diese Technik ist äußerst nützlich, um Ecken von Lappen zu nähen, oder den Treffpunkt von Inzisionen, die einen 90°-Winkel zueinander bilden. Die Technik wird wie folgt durchgeführt:

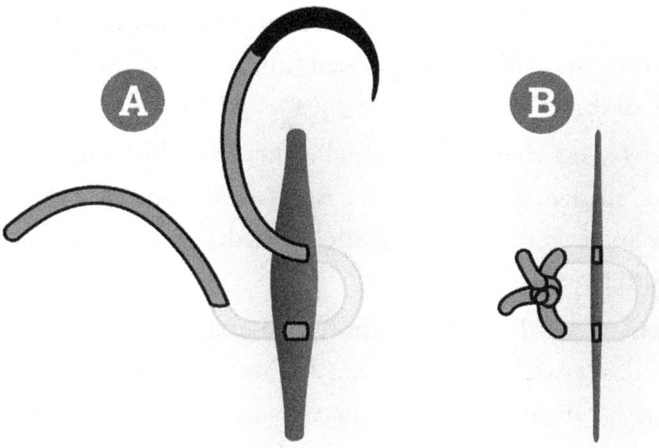

1. Es muss eine imaginäre Linie visualisiert werden, die die Spitze des Dreiecks vertikal halbiert. Für einen Anfänger, der diese Technik erlernt, ist es hilfreich, diese Linie tatsächlich auf der Hautoberfläche zu zeichnen, um die Genauigkeit festzustellen.
2. Die Nadel muss durch die oberflächliche Hautoberfläche, etwa 4 mm bis 6 mm oberhalb des Apex, eingeführt werden. Der Einstichpunkt muss auf einer Seite dieser Linie liegen, 2mm bis 3mm davon entfernt.

3. Die Nadel wird durch den tiefen Teil zurückgezogen und in den dreieckigen Wundbereich geführt.
4. Der Lappen wird mit einer Gewebezange zurückgestülpt, um das tiefe Ende sichtbar zu machen.
5. Die Nadel wird dann am tiefen Teil des dreieckigen Lappens an einer Stelle eingeführt, die parallel zum ursprünglichen Einstichpunkt liegt.
6. Die Nadel tritt durch die tiefe Oberfläche der dreieckigen Klappe aus, an einem Punkt, der horizontal über dem zweiten Einstich und diagonal über dem ersten Einstich liegt. Dies würde einer Fläche auf der anderen Seite der imaginären Linie entsprechen, in gleichem Abstand zu ihr. **Abb. A: Der „vergrabene“ Biss.**
7. Die Nadel wird dann an einem Punkt 4mm bis 6mm oberhalb des Apex, horizontal über dem ersten Eintrittspunkt, in die tiefe Oberfläche eingeführt. Die Nadel tritt durch die oberflächliche Hautoberfläche aus.
8. Anschließend wird ein Kreuzknoten gesetzt. Der Knoten muss so fest sein, dass er sich den Geweben annähert, damit die Ecke sauber hineinpasst. Ein zu festes Festziehen des Knotens kann dazu führen, dass sich die Wundränder wölben und ein unästhetisches Ergebnis entsteht. **Abb. B: Setzen des Knotens.**

Diese Technik ist am nützlichsten, wenn dreieckige oder trapezförmige Lappen für den Zugang angehoben und wieder zugenäht werden.

Änderung: Vergrabene horizontale Matratzennaht

Diese Methode bietet hervorragende kosmetische Ergebnisse, da Kreuzschraffuren vermieden werden. Die Nähte werden mit der folgenden Technik platziert:

1. Der erste Wundrand wird mit der Gewebepinzette umgestülpt, so dass die darunter liegende Dermis sichtbar wird.
2. Die Nadel wird etwa 2 mm bis 4 mm von der Nahtkante entfernt in die Dermis eingeführt, und zwar in einem Winkel, der parallel zur Inzisionslinie verläuft.
3. Die Nadel tritt in der gleichen Ebene an der Dermis aus, und zwar horizontal über den Eintrittspunkt hinweg weiter entlang der Länge der Wunde.
4. Anschließend wird der gegenüberliegende Geweberand umgestülpt, um die Dermis sichtbar zu machen.
5. Die Nadel wird auf die gegenüberliegende Seite gekreuzt und parallel zum Austrittspunkt am ersten Wundrand in die Dermis eingeführt.
6. Die Nadel tritt durch die Dermis an einem Punkt aus, der parallel zum anfänglichen Einstichpunkt am ersten Wundrand liegt.
7. Zur Sicherung der Naht wird ein Kreuzknoten gesetzt. Die beiden Enden des Nahtmaterials werden abgeschnitten.

Diese Technik ermöglicht eine gute Eversion der Wundränder, aber die Nähte sind nicht sichtbar. Dies ist nützlich für das Nähen von schmalen Wunden und Wunden, bei denen es schwierig ist, den Nadelhalter aufgrund von Platzmangel einzuführen.

Änderung: Umgekehrte horizontale Matratzennaht

Wie der Name schon sagt, handelt es sich hierbei um eine Abwandlung der horizontalen Matratzennaht, die eine Inversion der Wundränder anstelle einer Eversion bewirkt. Dies ist nützlich in anatomischen Bereichen, die von Natur aus vertieft sind, wie Hautfalten. Diese Technik wird wie folgt durchgeführt:

1. Die Ausrichtung der Nadel ist im Vergleich zu anderen Techniken anders. Die Nadel muss parallel zum Wundrand und nicht rechtwinklig gehalten werden.
2. Die Nadel wird von der oberflächlichen Oberfläche des Wundrands bis zur tiefen Oberfläche eingeführt.
3. Die Nadel wird dann in die tiefe Oberfläche desselben Wundrands eingeführt, etwas weiter entlang der Wundlänge in horizontaler Richtung.
4. Die Nadel wird von der oberflächlichen Oberfläche desselben Wundrands zurückgezogen, der sich horizontal über dem ersten Einstich befindet.
5. Die Nadel wird dann zum anderen Wundrand gekreuzt und von der oberflächlichen Oberfläche aus parallel zu der Stelle eingeführt, an der sie gerade ausgetreten ist.
6. Die Nadel tritt aus der tiefen Oberfläche aus und wird wieder in die tiefe Oberfläche dieser Kante eingeführt, ein wenig rückwärts entlang der Länge der Wunde.
7. Die Nadel tritt aus der Oberfläche der zweiten Kante aus. Dies entspricht dem ersten Einstichpunkt an der gegenüberliegenden Kante.
8. Anschließend wird ein Kreuzknoten geknüpft und beide Nahtenden werden abgeschnitten.

8ER-NAHT

Die 8er-Naht ist eine etwas komplizierter zu erlernende Naht und erfordert mehr Übung. Diese Technik ermöglicht den Verschluss von zwei oder drei Wundschichten in einer einzigen Naht.

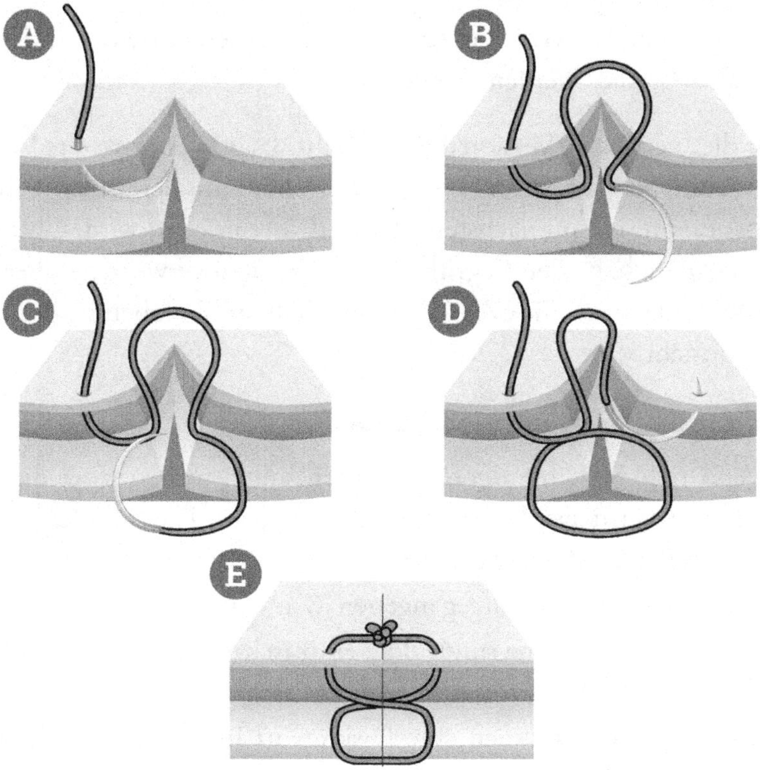

Technik:

1. Die Nadel wird durch die Hautoberfläche eingeführt und tritt am subkutanen Gewebe aus, aus dem sie zurückgezogen wird. **Abb. A: Initialer Biss.**
2. Der zweite Biss erfolgt durch das subkutane Gewebe der gegenüberliegenden Seite, auf gleicher Höhe. Anstatt jedoch die Nadel an der Haut austreten zu lassen, wird die Nadel nach unten in die tiefere Schicht gedreht und an der Dermis austreten gelassen. **Abb. B: Zweiter Biss.**

3. Die Nadel wird dann auf die erste Seite gekreuzt und auf gleicher Höhe durch die Dermis und durch das subkutane Gewebe herausgeführt. **Abb. C: Dritter Biss.**
4. Die Nadel wird erneut zur zweiten Seite gekreuzt, wo sie durch die Dermis zur Hautoberfläche geführt wird. **Abb. D: Vierter Biss.**
5. Anschließend wird ein Kreuzknoten gesetzt. Beide Enden des Nahtmaterials werden abgeschnitten. **Abb. E: Endknoten.**

Dies ist die „vertikale" Version der 8er-Naht. Es gibt eine weitere Version, die horizontal platziert wird. Dies ist vergleichbar mit der unterbrochenen Kreuzbandnaht, die im nächsten Abschnitt besprochen wird. Chirurgen neigen dazu, diese beiden Begriffe austauschbar zu verwenden, aber es ist wissenswert, dass sich die „Zahl 8" tatsächlich auf die oben beschriebene Version bezieht.

Indikationen und Kontraindikationen:

- Wenn tiefe Schichten genäht werden sollen wollen, aber die Naht später entfernt werden muss (z. B. wenn der Patient allergisch auf resorbierbares Material reagiert).
- Zum Vernähen von aufgegangenen Wunden.
- Für Wunden, die eine runde oder elliptische Kontur haben, oder für „Eselsohren"-Defekte.
- Für Wunden, bei denen eine Diskrepanz in der Länge der beiden Ränder besteht
- Sie wird am besten für lange Wunden vermieden, da es schwierig sein kann, mehrere Nähte zu platzieren.

Vorteile:

- Diese Technik ermöglicht den Verschluss mehrerer Schichten auf einmal.
- Sorgt für eine gute Apposition der Wundränder zueinander.
- Diese Technik verursacht weniger Gewebestrangulation und damit weniger Ischämie und Nekrose im Vergleich zu anderen Nähten, da die Spannung über mehrere Schichten verteilt wird.

Nachteile:

- Diese Methode ist im Vergleich zu den bisherigen Nähten technisch anspruchsvoll, kann aber mit etwas Übung gemeistert werden.
- Die Nahtentfernung verursacht bei den Patienten mehr Unbehagen, da das Material aus den tieferen Schichten herausgezogen werden muss.

UNTERBROCHENE KREUZBANDNAHT/ KREUZBANDMATRATZENNAHT

Diese Naht vereint die Eigenschaften der einfachen unterbrochenen Naht, der Matratzennähte und der Laufnaht.

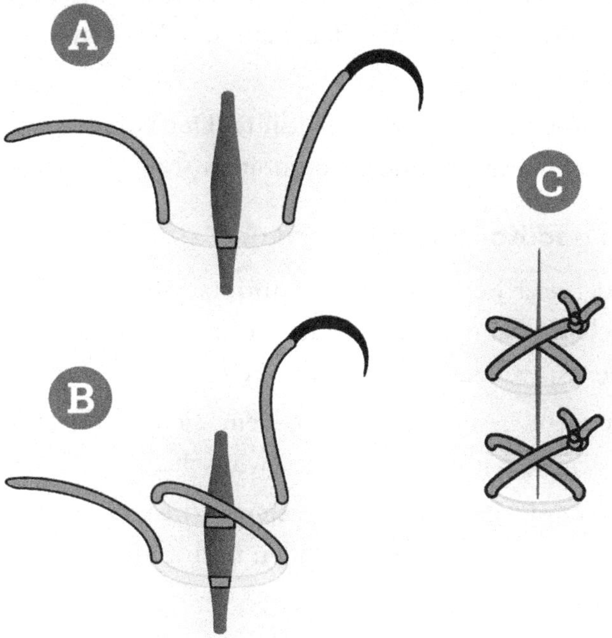

Technik:

1. Die Nadel wird durch die oberflächliche Oberfläche des Wundrandes eingeführt und durch die tiefe Oberfläche zurückgezogen.
2. Die Nadel wird dann an der gleichen Stelle in die tiefe Oberfläche des gegenüberliegenden Wundrands eingeführt und durch die oberflächliche Oberfläche zurückgezogen. **Abb. A: Initiale Bisse.**

3. Anschließend wird die Nadel bis zum ersten Wundrand zurückgekreuzt und im gleichen Abstand vom Wundrand, aber horizontal etwas weiter entlang der Wundlänge in die oberflächliche Oberfläche eingeführt.
4. Die Nadel wird durch die tiefe Oberfläche herausgezogen und in die tiefe Oberfläche des gegenüberliegenden Wundrands auf gleicher Höhe eingeführt.
5. Die Nadel tritt dann an der Oberfläche des zweiten Wundrands aus, in entsprechendem Abstand zum ersten Austrittsstich an diesem Rand. **Abb. B: Zweiter Satz von Bissen.**
6. Die Nadel wird wieder auf die erste Seite gekreuzt und ein Kreuzknoten wird so gebunden, dass der Knoten auf der ersten Seite der Wunde liegt.
7. So entsteht ein „X“ über der Nahtlinie. Der Vorgang wird über die gesamte Länge der Wunde wiederholt. **Abb. C: Knoten.**

Indikationen und Kontraindikationen:

- Dies wird meist bei den gleichen Indikationen wie eine einfache unterbrochene Naht durchgeführt, außer wenn die Wunde länger ist und der Anwender Zeit sparen möchte.
- Er wird verwendet, wenn der Bediener eine sicherere Wundplatzierung durch das Binden mehrerer Knoten wünscht.
- Es ist auch für kleinere Wunden geeignet, die nicht unter Spannung stehen, wie z. B. Stanzbiopsiewunden und Zahnextraktionshöhlen.
- Wenn diese Technik für die Ligatur von Blutgefäßen verwendet wird, wird sie manchmal als „horizontale“ Achter-Naht bezeichnet.
- Dies ist nicht geeignet in Bereichen mit beeinträchtigter Blutversorgung.

Vorteile:

- Kann asymmetrische Wunden schließen, z. B. runde oder elliptische Defekte.

- Sorgt für eine gute Annäherung an die Wundränder und ist sicher.

Nachteile:

- Diese Naht kann bei zu engen Knoten eine Strangulation des Gewebes verursachen, was zu Wundrandnekrosen führt.
- Diese Technik ergibt keine perfekte Ästhetik und wird in ästhetischen Zonen am besten vermieden.

Referenzen:

1. Adams B, Anwar J, Wrone DA, Alam M. Techniques for cutaneous sutured closures: variants and indications. Semin Cutan Med Surg. 2003 Dec. 22(4):306-16
2. Zuber TJ. The mattress sutures: vertical, horizontal and corner stitch. Am Fam Physician. 2002 Dec 15;66(12):2231-6
3. Alam M, Goldberg LH. Utility of fully buried horizontal mattress sutures. J Am Acad Dermatol. 2004 Jan. 50(1):73-6
4. Moody BR, McCarthy JE, Linder J, Hruza GJ. Enhanced cosmetic outcome with running horizontal mattress sutures. Dermatol Surg. 2005 Oct. 31(10):1313-6
5. Lakshmanadoss U, Wong WS, Kutinsky I, Khalid MR, Williamson B, Haines DE. Figure-of-eight suture for venous hemostasis in fully anticoagulated patients after atrial fibrillation catheter ablation. Indian Pacing Electrophysiol J. 2017;17(5):134–139.

SELBSTEINSCHÄTZUNG

1. Welche Nahttechnik wird in der Notaufnahme am häufigsten verwendet?
   a. Einfache unterbrochene Naht
   b. Einfache Laufnaht
   c. Horizontale Matratzennaht
   d. Vertikale Matratzennaht

2. Welche Naht wird auch als Donati-Naht bezeichnet?
   a. Horizontale Matratzennaht
   b. Vertikale Matratzennaht
   c. Einfache Laufnaht
   d. Laufende verriegelte Naht

3. Bei welchen der folgenden Nähte werden Bisse in zwei verschiedenen Tiefen genommen?
   a. Einfache unterbrochene Naht
   b. Einfache unterbrochene Tiefenkorrekturnaht
   c. Einfache unterbrochene vergrabene Naht
   d. Kreuzband-Matratzen-Naht

4. Welche Modifikation der vertikalen Matratze zielt darauf ab, Kreuzschraffuren zu verhindern?
   a. Laufende vertikale Matratzennaht
   b. Rollennaht
   c. Halb vergrabene vertikale Matratzennaht
   d. Fern- und Nah-Naht

5. Welche Nahttechnik ist für die Sicherung der Lappenecke sinnvoll?
   a. Laufende horizontale Matratzennaht
   b. Laufende vertikale Matratzennaht
   c. Halb verdeckte horizontale Matratzennaht
   d. Halb vergrabene vertikale Matratzennaht

6. Welche der folgenden Nahttechniken hat das geringste Risiko einer Kreuzschraffur?
   a. Einfach unterbrochen
   b. Einfach laufend
   c. Horizontale Matratze
   d. Vertikale Matratze

7. Welche Nahttechnik ist bei Hautfalten sinnvoll?
   a. Unterbrochene Kreuzbandnaht
   b. Umgekehrte horizontale Matratzennaht
   c. Achter-Naht
   d. Vergrabene horizontale Matratzennaht

8. Wenn ein Patient allergisch gegen resorbierbares Nahtmaterial ist, welches Nahtmaterial kann dann ideal für die tieferen Schichten platziert werden?
   a. Unterbrochene Kreuzbandnaht
   b. Umgekehrte horizontale Matratzennaht
   c. Achter-Naht
   d. Vergrabene horizontale Matratzennaht

9. Welche Naht ist zum Verschließen von elliptischen Wunden sinnvoll?
   a. Unterbrochene Kreuzbandnaht
   b. Umgekehrte horizontale Matratzennaht
   c. Achter-Naht
   d. Vergrabene horizontale Matratzennaht

10. Welche der folgenden Techniken ist sinnvoll, wenn die Wunde schmal, aber tief ist?
   a. Unterbrochene Kreuzbandnaht
   b. Umgekehrte horizontale Matratzennaht
   c. Achter-Naht
   d. Vergrabene horizontale Matratzennaht

KAPITEL 5

Nahttechniken - Fortgeschrittene Nähte

Fortgeschrittene Nahttechniken werden in der Chirurgie zwar nicht häufig verwendet, sind aber dennoch wissenswert, da die meisten von ihnen ihre eigenen Nischenanwendungen haben. Diese Techniken können entweder Kombinationen aus verschiedenen Arten von Basisnähten sein oder eine ganz andere Methodik beinhalten. Dieses Kapitel veranschaulicht einige der fortgeschrittenen Methoden, die üblicherweise von Chirurgen angewendet werden.

HYBRIDE NÄHTE

Hybride nähte kombinieren mehr als eine Grundart der Nahttechnik. Dies bietet die Vorteile beider Techniken. Einige Beispiele sind unten aufgeführt:

Laufende vertikale Matratze und einfache Naht:

Diese Methode kombiniert die Fern-Nah-Modifikation der vertikalen Matratze mit der einfachen Laufnaht. Dies ist nützlich bei empfindlichem Gewebe, wo eine Strangulation vermieden werden soll, aber die Wundränder müssen sicher angenähert und umgestülpt werden. Diese Technik wird wie folgt durchgeführt:

1. Die Technik beginnt wie eine einfache Laufnaht.
2. Die Nadel wird durch die Haut einer Wundrand gestochen und durch die Dermis wieder herausgeführt. Sie wird durch die Dermis

des anderen Wundrandes eingeführt und auf gleicher Höhe durch die Haut herausgeführt.

3. Ein Kreuzknoten wird gebunden. Nur das kurze Ende wird geschnitten.
4. Die Nadel wird dann unmittelbar in der Nähe des Knotens in die Haut gestochen und schräg über die Wunde herausgeführt, weit weg vom Gewebe (6 mm bis 8 mm).
5. Die Nadel wird dann in ihrer Halterung umgedreht. Sie dringt wieder in die Haut desselben Wundrandes auf gleicher Höhe ein, diesmal näher (2 mm bis 4 mm) am Wundsaum.
6. Sie tritt aus der Dermis aus, kreuzt zur Dermis des ersten Randes und tritt wieder 2 mm bis 4 mm vom Wundsaum entfernt aus der Haut aus.
7. Die Nadel wird dann in den zweiten Wundrand auf gleicher Höhe, aber 6 mm bis 8 mm vom Gewebe entfernt, eingeführt.
8. Sie wird wieder diagonal ausgerichtet, so dass er etwas weiter entlang der Länge der Wunde austritt. Nun wird die Nadel einfach zur gegenüberliegenden Seite gekreuzt, um ähnlich wie bei einer Laufnaht einen Biss zu setzen.
9. Danach wird die Sequenz Fern-Nah, Nah-Fern wiederholt.
10. Die beiden Nähte werden abwechselnd ausgeführt, bis das Ende der Wunde erreicht ist.
11. Anschließend wird ein Kreuzknoten geknüpft, wobei die lose Schlaufe des vorherigen Abschnitts verwendet wird. Die beiden Nahtenden werden durchtrennt.

Hybridmatratzennaht:

Diese Naht kombiniert sowohl die horizontale als auch die vertikale Matratzennaht in einer einzigen Naht. Sie kann zum Schließen von epidermalen Wunden verwendet werden, die normalerweise eine vertikale Matratze erfordern würden, aber gerade breit genug sind, dass eine horizontale die Lücke schneller schließen kann. Dadurch entsteht eine ausgeprägte Extropion und eine gute Gewebeanpassung. Die Technik wird wie folgt durchgeführt:

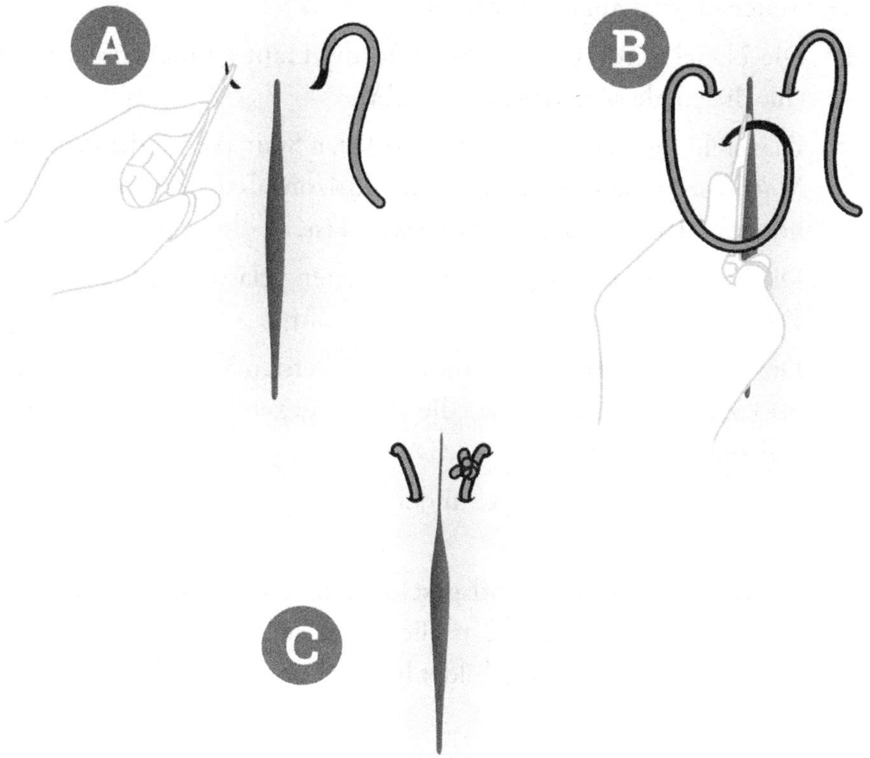

1. Die Nadel wird durch die Hautoberfläche an einem Wundrand, weit entfernt vom Wundsaum (6 mm bis 8 mm), eingeführt.
2. Die Nadel wird durch die Dermis herausgezogen und auf gleicher Höhe am gegenüberliegenden Wundrand in die Dermis eingeführt.
3. Die Nadel tritt durch die Haut am gegenüberliegenden Wundrand 6 mm bis 8 mm vom Wundsaum entfernt aus. **Abb. A: Anfänglicher Eintritts- und Austrittsbiss.**
4. Nun wird die Nadel auf einen Punkt gerichtet, der näher am Wundsaum liegt (2 mm bis 4 mm entfernt), aber auch horizontal weiter in der Länge der Wunde.
5. Die Nadel wird an dieser Stelle in die Haut gestochen, wodurch eine diagonale Materialspur entsteht. **Abb. B: Zweiter Eintrittsbiss.**
6. Dies steht im Gegensatz zu der vertikalen Spur, die bei der vertikalen Matratze zu sehen ist, und der horizontalen Spur, die bei der horizontalen Matratzennaht zu sehen ist.
7. Die Nadel wird aus der Dermis austreten gelassen und dann in die Dermis des ersten Wundrandes eingeführt.
8. Die Nadel wird dann durch die Haut der ersten Kante herausgezogen, und zwar an einer Stelle, die direkt gegenüber der vorherigen Einstichstelle liegt.
9. Ein Kreuzknoten wird gebunden. **Abb. C: Nach dem Setzen des Knotens.**
10. Beide kurzen Enden sind geschnitten. Sobald der Kreuzknoten geknüpft ist, wird man feststellen, dass sich an diesem Wundrand eine weitere Diagonale gebildet hat und die gesamte Naht eine „V"-Form aufweist.

Vertikale Matratzen-Spitzennaht:

Diese Naht ist eine Mischform aus der vertikalen Matratzennaht und dem Eckstich, der als Abwandlung der horizontalen Matratzennaht im vorherigen Kapitel beschrieben wurde. Diese Technik wird auch zur Befestigung von Eckklappen (oder V-förmigen Klappen) verwendet. Sie wird verwendet, wenn die Gefahr besteht, dass die Spitze tiefer gesetzt wird als der Rest des Lappens, da diese Technik die Wunde maximal umstülpt. Die Technik wird wie folgt durchgeführt:

1. Die Nadel wird an einer der Kanten auf der konkaven Seite des „V" eingeführt, etwa 5 bis 6 mm vom Wundsaum entfernt.
2. Die Nadel tritt an der Dermis innerhalb des „V" aus.
3. Die Nadel kreuzt dann zum konvexen Teil des Lappens und durchsticht die Dermis auf einer Seite, wiederum 5 bis 6 mm von der Spitze des Scheitelpunktes entfernt.
4. Er tritt in der Dermis auf der anderen Seite des Scheitelpunktes auf, auf gleicher Höhe von 5 bis 6 mm von der Spitze.
5. Die Nadel kreuzt erneut zum konkaven Teil des Lappens und durchsticht die Dermis des zweiten Wundrandes.
6. Er tritt durch die Haut hervor, 5 bis 6 mm vom Wundsaum entfernt.
7. Nun wird die Nadel im Halter umgedreht. Sie durchsticht die Haut am gleichen Wundrand erneut, diesmal näher am Rand (2 mm bis 3 mm).
8. Die Nadel geht von der Dermis aus, um innerhalb des „V" durch die Dermis auszutreten.
9. Die Nadel dringt nun auf der konvexen Seite in die Dermis ein und durchsticht diese auf einer Seite nur 2 mm bis 3 mm vom Scheitelpunkt entfernt.
10. Sie tritt an der Dermis auf der anderen Seite des Scheitelpunktes im gleichen Abstand aus.
11. Die Nadel durchsticht dann die Dermis des allerersten Wundrandes und tritt 2 mm bis 3 mm vom Wundsaum entfernt aus der Haut aus.

12. Anschließend wird ein Kreuzknoten angebracht. Beide Enden des Nahtmaterials werden abgeschnitten.

Hypridmatratzen-Spitzennaht:

Diese Naht ist eine nützliche Technik zur Sicherung Y-förmiger Inzisionen. Dies beschränkt sich in der Regel auf Hautschnitte, die tieferen Schichten werden meist mit anderen Techniken verschlossen. Diese Technik wird wie folgt durchgeführt:

1. Die Nadel wird zunächst senkrecht zum vertikalen Schenkel des „Y" gehalten.
2. Die Nadel wird von der Hautoberfläche aus etwa 3 bis 4 mm vom Rand eingeführt, tritt aus der Dermis aus und durchsticht die Dermis auf der anderen Seite des vertikalen Schenkels.
3. Sie tritt auf gleicher Höhe durch die Haut aus. Die Nadel darf nicht senkrecht zum diagonalen Arm des „Y" auf der Seite, aus der sie ausgetreten ist, ausgerichtet sein.
4. Sie durchsticht die Haut auf der gleichen Seite, 3 mm bis 4 mm von der diagonalen Wundrand entfernt. Sie tritt an der Dermis in der „V"-Komponente des „Y" aus.
5. Nun wird die Nadel, ähnlich wie bei der Eckennaht, parallel zur Dermis ausgerichtet.
6. Sie durchdringt die Dermis auf der einen Seite des Scheitelpunktes des gegenüberliegenden Randes und tritt auf der gleichen Ebene der Dermis auf der anderen Seite des Scheitelpunktes wieder aus.
7. Die Nadel wird nun senkrecht zum diagonalen Schenkel des „Y" auf der anderen Seite gehalten und durch die Dermis gestochen.
8. Sie tritt auf der Haut dieser Seite, 3 mm bis 4 mm vom Rand entfernt, aus.
9. Es wird ein Riffknoten angelegt, wobei das kurze Ende des Materials am Anfang der Naht verwendet wird. Beide Enden des Materials werden geschnitten.

DERMALE NÄHTE/SUBKUTANE NÄHTE

Dermales Nähen ist eine spezielle Technik, bei der die Nähte die Haut nicht durchdringen, sondern auf die Hautschicht beschränkt bleiben. Dies ist in ästhetischen Zonen äußerst nützlich, da keine Nahtspuren auf der Haut zu sehen sind. Die Technik wird wie folgt durchgeführt:

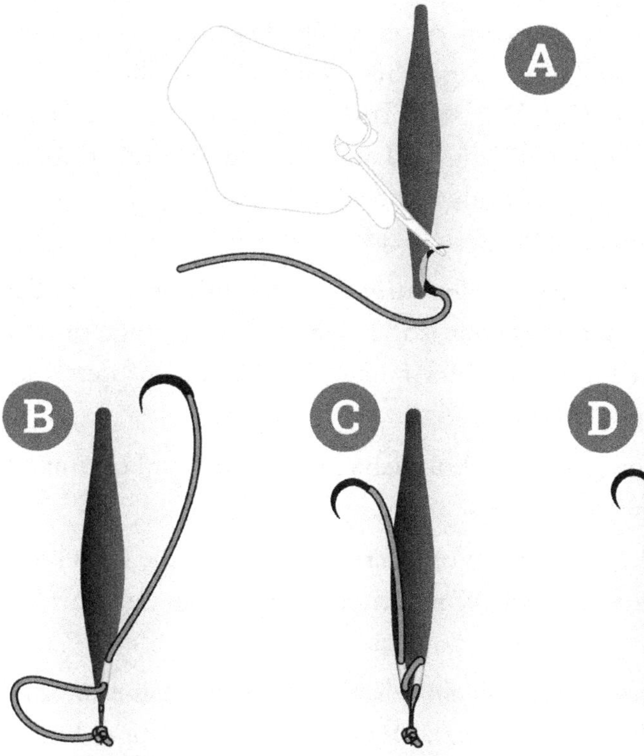

1. Die Nadel muss bei dieser Technik parallel zur Inzision ausgerichtet sein.
2. Die Nadel wird an einem Ende der Wunde einige Millimeter oberhalb des Wundscheitels durch die Hautoberfläche gestochen. **Abb. A: Biss vom Scheitelpunkt zu einer Seite.**
3. Die Nadel wird in die Dermis, parallel zur Inzisionslinie, eingebracht. **Abb. B: Biss durch die Dermis auf einer Seite.**
4. Die Nadel kreuzt dann zur gegenüberliegenden Dermis und wird auf gleicher Höhe eingeführt, wobei die parallele Ausrichtung beibehalten wird. Die Nadel tritt aus der Dermis der gleichen Seite aus, etwas weiter entlang der Länge der Wunde, wobei eine parallele Ausrichtung zur Wunde beibehalten wird. **Abb. C: Biss durch die Dermis auf der anderen Seite.**
5. Die Nadel kreuzt wieder zurück zur Dermis der ersten Seite und wird in einer ähnlichen parallelen Richtung eingeführt, um ein wenig weiter entlang der Länge der Wunde auf derselben Seite wieder auszutreten.
6. Dieser Vorgang wiederholt sich erneut, und zwar kontinuierlich auf beiden Seiten.
7. Sobald das Ende der Wunde erreicht ist, wird die Nadel durch den gegenüberliegenden Wundscheitelpunkt herausgeführt. **Abb. D: Geschlossene Wunde vor dem Setzen des Knotens.**
8. Aberdeen-Knoten oder ein beliebiger Knoten für eine kontinuierliche Nahttechnik wird gesetzt. Das freie Ende wird abgeschnitten.
9. Der Aberdeen-Knoten kann auch am Anfang angebracht werden, um zu verhindern, dass das Material vollständig in die Wunde eindringt. Alternativ kann das Material an beiden Enden mit chirurgischem Klebeband anstelle eines Knotens gesichert werden.

RAFFNAHT

Die Raffnaht ist so benannt, weil sie der Schnur ähnelt, an der man zieht, um die Öffnung eines Geldbeutels zu schließen. Sie eignet sich für runde Defekte und besteht im Wesentlichen aus einer Laufnaht, die rund um den Defekt gelegt wird. Mit dieser Naht kann der Defekt entweder vollständig verschlossen oder auf eine vernachlässigbare Größe geschrumpft werden. Dies ist besonders nützlich für die Abdichtung von kleinen Darmdefekten. Diese Technik wird wie folgt durchgeführt:

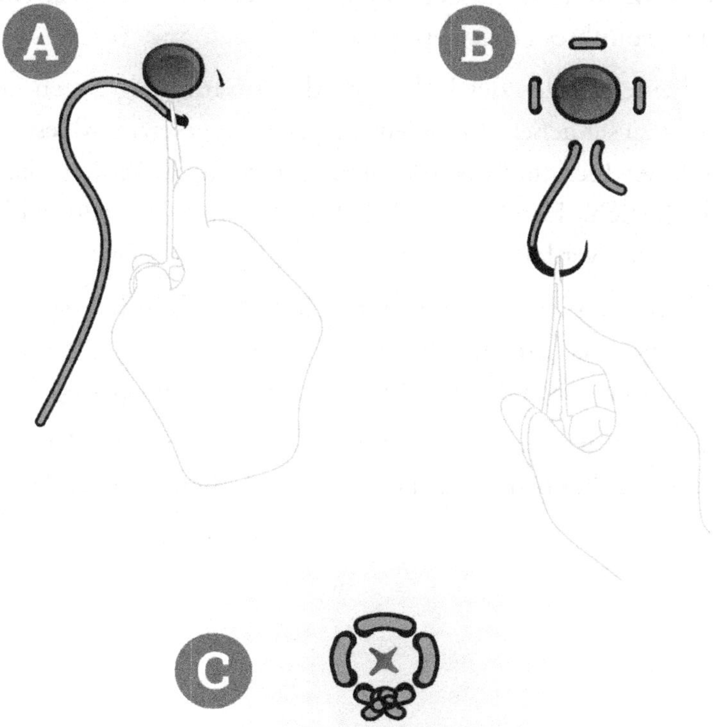

1. Der Wundrand auf der Seite des Defekts, die dem Bediener am nächsten liegt, wird mit einer Gewebezange gefasst und umgestülpt.
2. Die Nadel wird zum Einstechen in die oberflächliche Oberfläche verwendet und durch die tiefe Oberfläche wieder herausgezogen.
3. Die Nadel wird erneut eingestochen, durch die tiefe Oberfläche des Gewebes, und tritt durch die oberflächliche Oberfläche aus, parallel und etwas rechts vom ursprünglichen Biss. Der Abstand zur Wunde sollte gleich bleiben. **Abb. A: Erster Eintritts- und Austrittsbiss.**
4. Dieser Vorgang wird gegen den Uhrzeigersinn um die Wunde herum wiederholt, bis der endgültige Austrittsbiss in der Nähe des Anfangspunktes erreicht ist. **Abb. B: Aufeinanderfolgende Bisse.**
5. Die beiden Enden des Fadens werden zusammengezogen, um den Defekt zu schließen. Ein Kreuzknoten wird gesetzt und festgezogen. Bei dieser Technik sind zusätzliche Würfe für zusätzliche Sicherheit erforderlich. Für bessere Ergebnisse kann ein Feststellknoten verwendet werden. **Abb. C: Gezogen und geschlossen.**
6. Mit einem Instrument können die Wundränder beim Setzen des Knotens umgedreht werden, so dass der Defekt beim Zusammenziehen der beiden Enden des Nahtfadens verödet wird.
7. Diese Technik verursacht ein Kräuseln des umliegenden Gewebes und darf daher nicht in ästhetischen Bereichen angewendet werden.

WINDENNAHT

Der Windenstich dient zum Schließen von Wunden, die einen übermäßigen Spannungsgrad aufweisen. Es handelt sich um eine temporäre intraoperative Naht, deren Zweck es ist, das Gewebe in Annäherung zu halten, während andere Nähte gesetzt werden. Diese Technik ermöglicht ein Zusammenziehen des Gewebes durch mechanisches „Kriechen" und reduziert so die Wundspannung in der fertig genähten Wunde. Die Technik wird wie folgt durchgeführt:

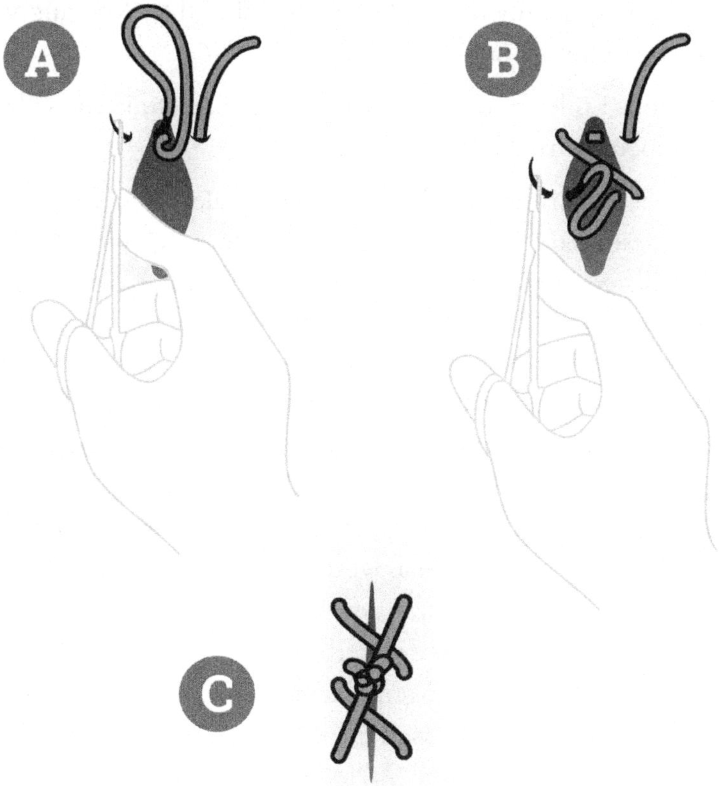

1. Die Nadel durchsticht die oberflächliche Oberfläche des ersten Wundrandes, weg von der Wunde.
2. Sie tritt aus der tiefen Oberfläche aus und durchstößt die tiefe Oberfläche an der gegenüberliegenden Kante auf gleicher Höhe. Sie wird dann durch die Oberfläche herausgezogen. **Abb. A: Erster Biss.**
3. An der Anfangskante verbleiben nur wenige Zentimeter Material, das mit einer Gefäßklemme gefasst wird.
4. Die Nadel wird erneut verwendet, um die Oberfläche des ersten Randes zu durchstechen, tritt aus der Tiefe aus und wird erneut durch die gegenüberliegende Seite geführt. Der Vorgang wird 4-5 mal wiederholt. **Abb. B: Zweiter Biss.**
5. Das lange Ende des Materials wird dann abgeschnitten, wobei einige Zentimeter zurückbleiben.
6. Die Gefäßklemme, die das kurze Materialende greift, wird gelöst, und dieses Ende wird zusammen mit dem ersten Materialende ebenfalls gegriffen. **Abb. C: Nach aufeinanderfolgenden Bissen und Knoten.**

Eine Modifikation dieser Technik wird als „dynamische Windennaht“ bezeichnet. Bei dieser Methode werden die gleichen Schritte wie oben durchgeführt. Die beiden Materialenden werden jedoch mit zwei unterschiedlichen Hämostaten gehalten. Sobald ein gewisses Maß an Gewebekriechen stattgefunden hat, wird das Material mit der Gefäßklemme straff gezogen, um die Wundränder näher zusammenzubringen. Eine weitere Gefäßklemme wird an der Verbindungsstelle zwischen Haut und Material platziert und die gezogene Gefäßklemme wird entfernt. Dieser Vorgang wird ein paar Mal wiederholt, bis sich die Wundränder mit minimaler Spannung annähern.

KREUZNAHT

Dies ist eine modifizierte einfache Laufnaht, die verwendet wird, wenn eine enge Annäherung von Wunden erforderlich ist. Es ist auch bei blutenden Wundrändern nützlich, da es eine gute Blutstillung erreichen kann. Dies bietet jedoch keine zusätzliche Sicherheit für die Naht, und sie kann sich leicht lösen, wenn ein Teil des Materials kaputt geht. Diese Technik wird wie folgt durchgeführt:

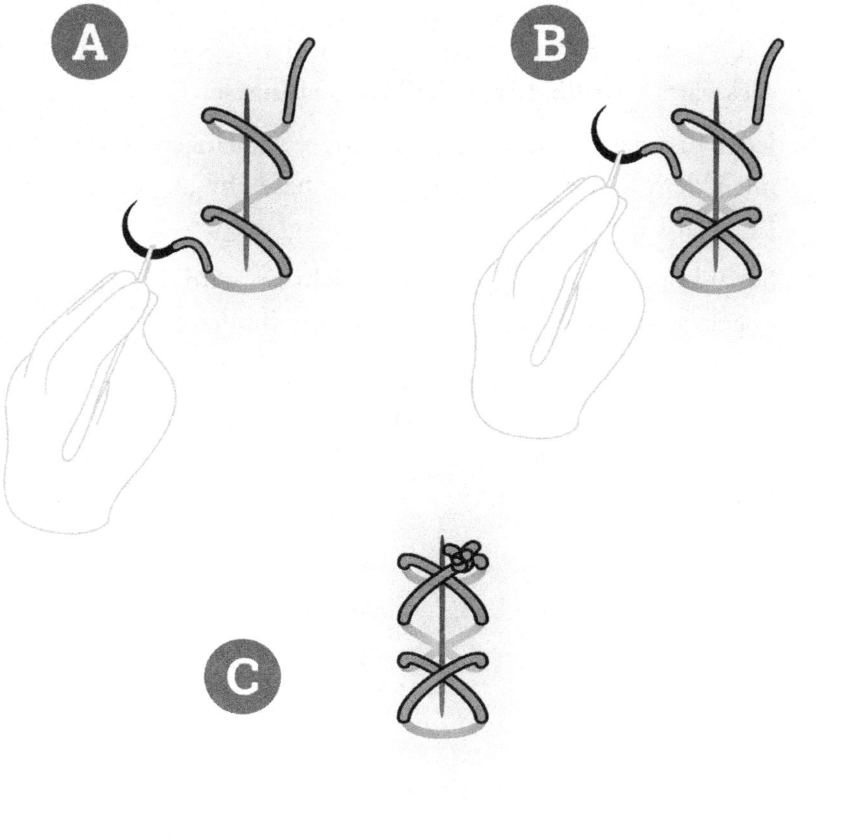

1. Die Naht beginnt wie eine einfache Laufnaht.
2. Die Nadel tritt zunächst in die Hautoberfläche ein, durchdringt die tiefe Oberfläche beider Kanten und tritt durch die Hautoberfläche der gegenüberliegenden Kante wieder aus.
3. An dieser Stelle wird normalerweise ein Kreuzknoten gesetzt. Dies wird jedoch nicht gemacht, sondern das kurze Ende wird mit einer Gefäßklemme gefasst.
4. Die Laufnaht wird fortgesetzt, bis die gesamte Länge der Wunde abgedeckt ist. **Abb. A: Anfängliches einfaches Laufbild.**
5. Die Nadel wird nun umgedreht, und eine laufende Naht wird rückwärts über die Länge der Wunde fortgesetzt.
6. Jeder Biss der zweiten Laufphase sollte so platziert werden, dass er mit jedem Biss der vorherigen Laufphase ein „X" bildet. **Abb. B: Laufnaht in Rückwärtsrichtung fortgesetzt.**
7. Sobald der Beginn der Wunde erreicht ist, wird die Gefäßklemme losgelassen und das kurze Ende wird zum Binden eines Kreuzknotens verwendet. **Abb. C: Knoten gesetzt.**
8. Die beiden Nahtenden werden durchtrennt. Bei korrekter Ausführung kann diese Technik hervorragende ästhetische Ergebnisse liefern.

LEMBERT-NAHT

Dies ist eine spezielle Naht, die verwendet wird, um anatomische Strukturen, die von Natur aus invertiert sind, wiederherzustellen. Mit dieser Technik können z. B. die Nasenwurzelfalte und der schraubenförmige Rand der Öhre genäht werden. Dies ist auch beim Nähen des Darms nützlich. Diese Technik fördert die Inversion der Wundränder. Sie wird wie folgt durchgeführt:

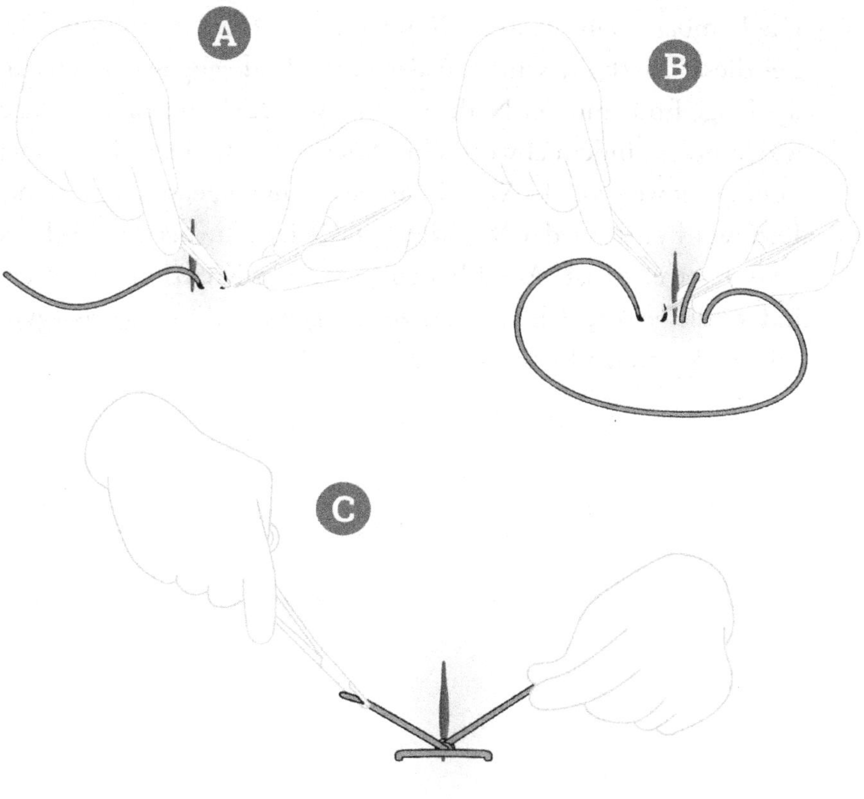

1. Die Nadel wird in die tiefe Oberfläche, also die Dermis, eingeführt und durch die oberflächliche Hautoberfläche, etwas entfernt vom Wundrand, wieder herausgeführt. **Abb. A: Erster Biss.**
2. Die Nadel kreuzt dann auf die andere Seite und wird wieder in die oberflächliche Hautoberfläche, weg vom Wundrand, eingeführt. Es wird dann durch die tiefe Dermis dieser Seite herausgeführt. **Abb. B: Zweiter Biss.**
3. Ein Kreuzknoten wird gesetzt. Der Kreuzknoten wird eingegraben. Beide Enden des Materials werden geschnitten. **Abb. C: Knoten.**
4. Die Lembert-Naht kann auch in laufender Form platziert werden. Bei dieser Methode wird nur das kurze Ende abgeschnitten, und das lange Ende mit der Nadel wird verwendet, um den Vorgang zu wiederholen, indem abwechselnd Stiche von der Dermis zu einem Punkt weit weg von der Wunde auf der Haut vorgenommen werden. Dies wird entlang der Wundlänge wiederholt, bis das Ende der Wunde erreicht ist. Anschließend wird ein Kreuzknoten gesetzt, indem die gelöste Schlaufe des vorherigen Abschnitts gefasst wird. Die beiden freien Enden werden abgeschnitten.

GITTERFÖRMIGE NAHT

Dies ist eine weitere Technik, die angewendet werden kann, wenn Wunden unter erheblicher Spannung approximiert werden müssen. Es ist auch nützlich, wenn das Gewebe so atrophisch ist, dass normale Nähte das Gewebe nicht zusammenhalten können. Diese Technik sorgt für eine zusätzliche Verstärkung der Wunde und stützt das Gewebe besser. Die Technik wird wie folgt durchgeführt:

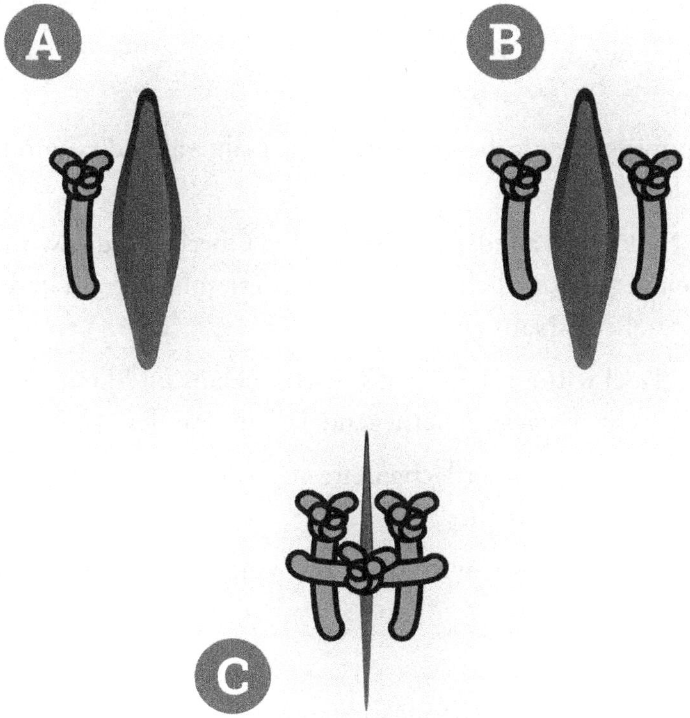

1. Nach den im vorherigen Kapitel beschriebenen Schritten werden einfache unterbrochene Nähte gelegt.
2. Die Nähte werden jedoch nicht quer zur Wunde platziert, sondern parallel zur Wunde oder Inzision, nur auf einer Seite der Wunde. **Abb. A: Unterbrochene Naht parallel zur Wunde.**
3. Nähte müssen über die gesamte Länge des Wundeinschnitts platziert werden.
4. Der Vorgang wird auf der gegenüberliegenden Seite der Wunde wiederholt. Die Nähte auf jeder Seite der Wunde müssen perfekt zueinander ausgerichtet sein. **Abb. B: Parallele Naht auf der gegenüberliegenden Seite.**
5. Nun müssen einfache unterbrochene Nähte über die Wunde gelegt werden.
6. Die Nadel wird auf der oberflächlichen Oberfläche des Wundrandes auf einer Seite, seitlich der zuvor platzierten Naht, und in der Mitte der parallelen Naht eingeführt.
7. Die Nadel tritt an der tiefen Oberfläche aus und kreuzt zur tiefen Oberfläche des gegenüberliegenden Wundrandes.
8. Sie tritt von der Oberflächenseite aus, wiederum lateral und in der Mitte der Parallelnaht.
9. Ein Kreuzknoten wird gesetzt, und beide Enden werden abgeschnitten. **Abb. C: Unterbrochene Naht über der Wunde.**

KOMBINIERTE VERTIKALE MATRATZENHAUTNAHT

Dies ist eine zeitsparende Nahttechnik, die ideal bei tiefen, aber schmalen Wunden angewendet werden kann. Diese Technik ermöglicht den gleichzeitigen Verschluss mehrerer Schichten und erlaubt auch die Extropion der Wundränder. Sie ähnelt der 8er-Naht, ist aber sicherer und sorgt für eine bessere Apposition. Die Technik wird wie folgt durchgeführt:

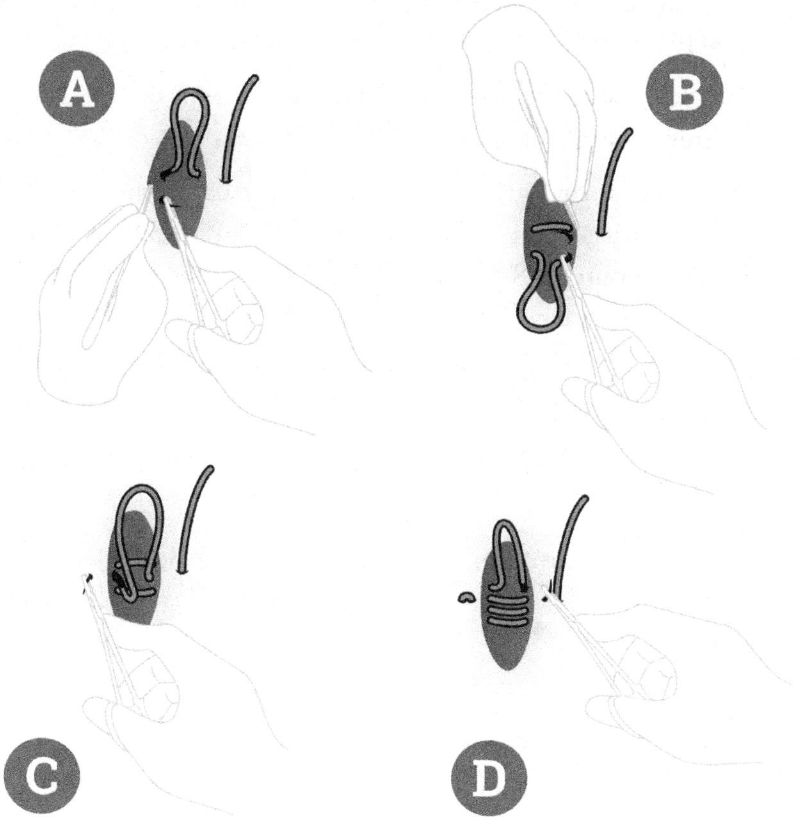

1. Die Nadel wird durch die Hautoberfläche an einem Wundrand, weit entfernt vom Wundsaum 6 mm bis 8 mm, eingeführt.
2. Die Nadel tritt auf derselben Seite in die tiefe Dermis ein und wird gekreuzt, um die tiefe Dermis auf derselben Höhe am gegenüberliegenden Wundrand zu durchstechen. **Abb. A: Haut bis zur tiefen Dermis.**
3. Die Nadel wird nun durch den oberflächlichen Teil der Dermis am zweiten Wundrand herausgezogen und am ersten Wundrand auf gleicher Höhe wieder in den oberflächlichen Teil der Dermis eingeführt.
4. Die Nadel wird nun am ersten Rand wieder aus dem tiefen Teil der Dermis herausgeführt. **Abb. B: Tiefe Dermis bis zur tiefen Dermis.**
5. Die Nadel dringt nun in die oberflächliche Dermis am gegenüberliegenden Wundrand ein und wird durch die Haut dieses Randes, 6 mm bis 8 mm vom Wundsaum entfernt, herausgezogen. **Abb. C: Tiefe Dermis bis zur Haut.**
6. Die Nadel wird umgedreht und 2 mm bis 4 mm vom Wundsaum entfernt durch die Haut zurückgestochen.
7. Die Nadel tritt nun aus der dermal-epidermalen Verbindungsstelle dieser Seite aus.
8. Die Nadel wird dann gekreuzt und in die dermale-epidermale Verbindung der gegenüberliegenden Seite auf gleicher Höhe eingeführt.
9. Die Nadel wird durch die Haut herausgeführt, 2 mm bis 3 mm vom Wundsaum entfernt. **Abb. D: Rückwärts durch die Haut.**
10. Anschließend wird ein Kreuzknoten gesetzt. Beide Enden der Naht werden abgeschnitten.

KESSLERSCHE VERSCHLUSSSCHLEIFE

Dies ist eine spezialisierte Technik, die vor allem bei der Sehnenreparatur eingesetzt wird. Die Technik wird wie folgt durchgeführt:

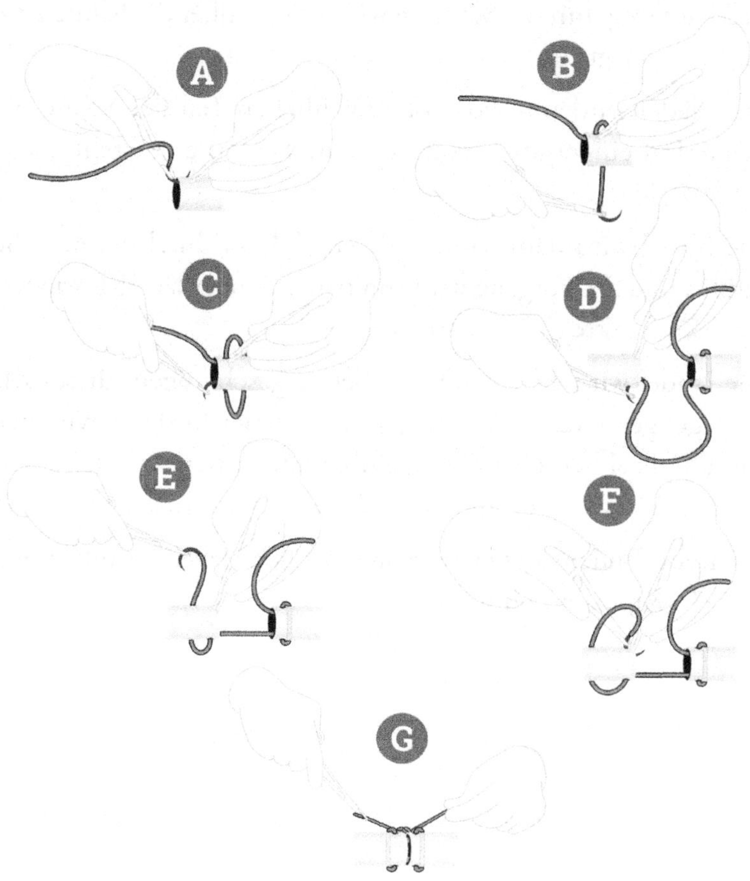

1. Die Nadel wird von der tiefen Oberfläche der Sehne auf einer Seite zur oberflächlichen Oberfläche geführt. **Abb. A: Erste Seite, erster Biss.**
2. Die Nadel mit dem Nahtmaterial wird dann von unten, vom Bediener weg, um die Sehne gewickelt und über die Sehne zu einer Schlaufe gelegt. **Abb. B: Erste Seitenschleife.**
3. Die Nadel wird nun vom oberflächlichen Teil der Sehne in den tiefen Teil eingeführt, wodurch eine Schleuse entsteht. **Abb. C: Erste Seite, zweiter Biss.**
4. Die Nadel wird dann zum anderen Teil der durchtrennten Sehne geführt und der Vorgang wird von tief nach oberflächlich wiederholt. **Abb. D: Zweite Seite, erster Biss.**
5. Die Nadel wird erneut um die Sehne geschlungen, dieses Mal in entgegengesetzter Richtung (zum Bediener hin). Er wird wieder von oberflächlich bis tief eingeführt und entfernt. **Abb. E: Zweite Seitenschleife. Abb. F: Zweite Seite, zweiter Biss.**
6. Die freien Enden auf beiden Seiten der Sehne werden aufgenommen und ein Kreuzknoten wird angelegt. **Abb. G: Knoten.**

CUSHING-NAHT

Dies ist ein kontinuierliches, invertierendes Nahtmuster. Sie ist am nützlichsten für das Nähen der letzten Schicht von Darminzisionen. Diese Inzision dringt nicht in das Darmlumen ein und betrifft nur die Serosa, die Muskelschicht und die Submukosa. Diese Technik wird wie folgt durchgeführt:

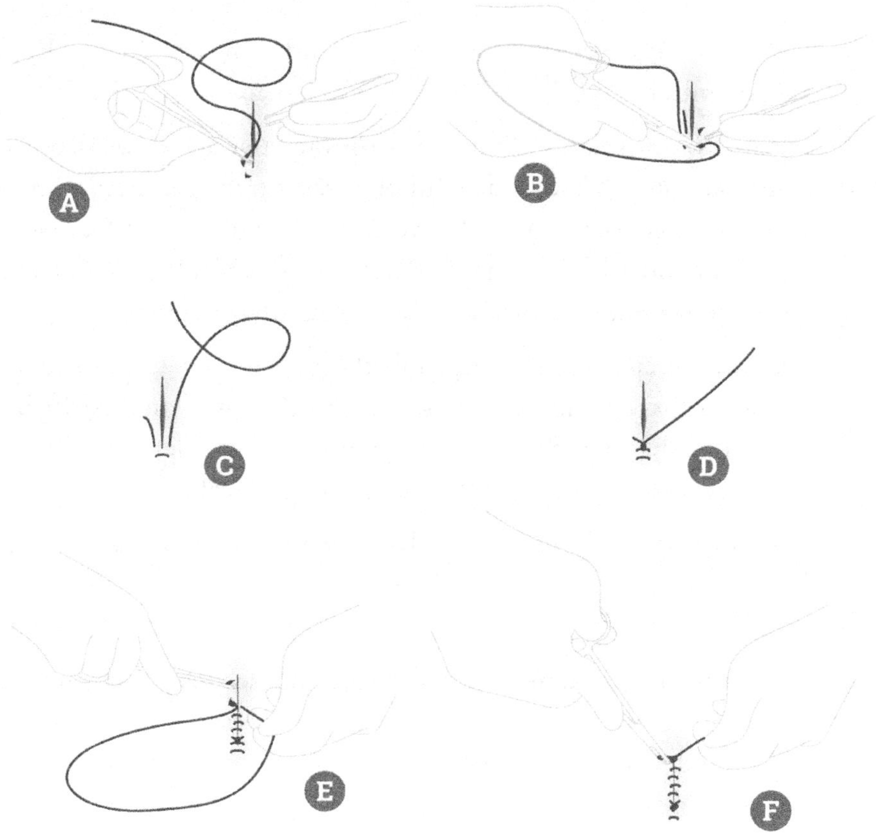

1. Der erste Biss erfolgt direkt am oder leicht oberhalb des Scheitelpunkts der Wunde, und die Naht verläuft über die Länge der Wunde bis zum anderen Scheitelpunkt. **Abb. A: Erster Biss.**
2. Dies beginnt zunächst wie die einfache Laufnaht. Die Nadel sticht auf einer Seite der Wunde in die Oberfläche ein, tritt aus der Tiefe aus, dringt auf der anderen Seite auf gleicher Höhe in die Tiefe ein und tritt auf gleicher Höhe wieder aus der Oberfläche aus. **Abb. B: Zweiter Biss. Abb. C: Nach dem zweiten Biss.**
3. Es wird ein Kreuzknoten gesetzt und nur das kurze Ende abgeschnitten. **Abb. D: Nach dem Kreuzknoten.**
4. Die Nadel muss dann parallel zur Inzision ausgerichtet werden. Auf einer Seite des Wundrands wird ein Biss durch die oberflächliche Oberfläche genommen, und er verläuft durch die tiefe Oberfläche, um auf der oberflächlichen Oberfläche am gleichen Wundrand, aber etwas weiter unten in der Wunde, wieder auszutreten.
5. Die Nadel kreuzt dann zur gegenüberliegenden Seite, und es wird ein ähnlicher Biss genommen, wobei der Eintrittsbiss dem Austrittsbiss auf der vorherigen Seite entsprechen muss und der Austrittsbiss etwas weiter unten in der Wundlänge liegen wird.
6. Der Vorgang wird im Wechsel der Seiten wiederholt, bis das Ende der Wunde erreicht ist. **Abb. E: Weiterführung entlang der Wundlänge.**
7. Ein Kreuzknoten kann unter Verwendung der losen Schlaufe des vorherigen Abschnitts angebracht werden. Es ist zu sehen, dass die Wundränder umgedreht werden und der Knoten verborgen wird. **Abb. F: Endknoten.**

LAUFENDE FALTENNAHT

Die laufende Faltennaht wird verwendet, wenn die beiden Wundränder ungleich lang sind. Dies geschieht häufig beim Einsetzen eines Lappens an der Empfängerstelle. Diese Technik neigt dazu, die Länge auf beiden Seiten der Wunde auszugleichen, was zu einem etwas ästhetischeren Ergebnis führt. Die Technik wird wie folgt durchgeführt:

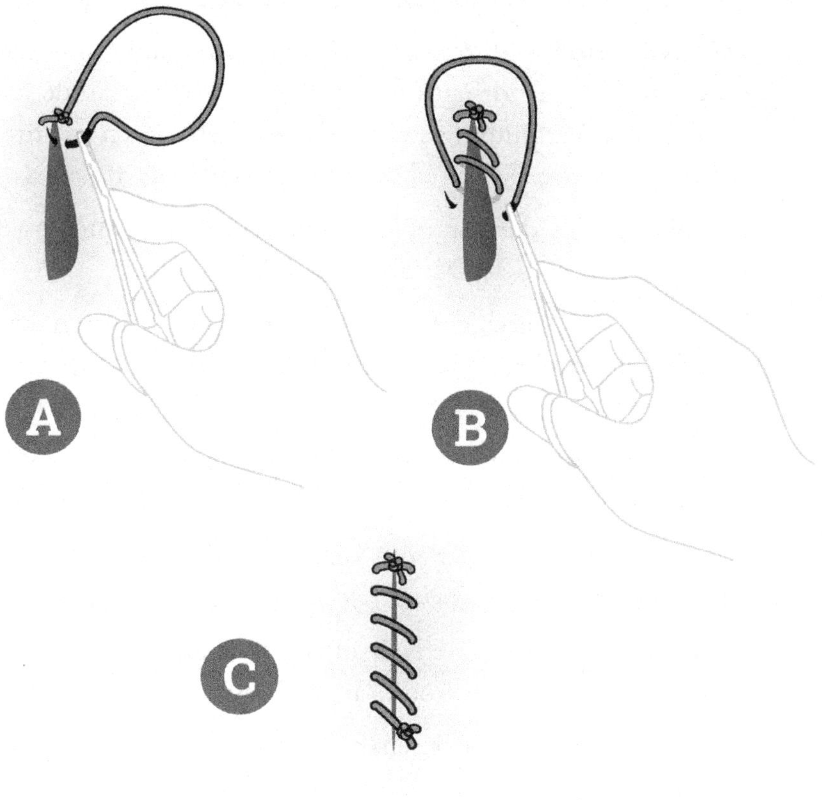

1. Die Technik beginnt am Scheitelpunkt der Wunde, wo sich der lange und der kurze Rand treffen.
2. Etwas oberhalb des Scheitelpunktes wird eine einzelne unterbrochene Naht gesetzt, indem die Nadel senkrecht zur Wunde durch die Haut eingeführt und zurückgezogen wird.
3. Es wird ein Kreuzknoten angebracht und nur das kurze Ende abgeschnitten. Die Nadel wird dann an den längeren Wundrand geführt, etwas weit weg von der unterbrochenen Naht (ca. 6-7 mm).
4. Dann wird ein Biss durch den längeren Wundrand genommen, der durch die Haut eindringt und auf der tiefen Seite (an der dermal-epidermalen Verbindungsstelle) relativ oberflächlich austritt. **Abb. A: Überschüssige Seite - oberflächlich und weg vom vorherigen.**
5. Die Nadel wird dann zum kürzeren Wundrand hinübergekreuzt und etwas tiefer (tiefe Dermis) eingeführt.
6. Die Nadel wird durch die Haut herausgezogen, näher an der ersten unterbrochenen Naht (ca. 2-3 mm). **Abb. B: Nicht exzessive Seite – tiefer und enger Biss.**
7. Die Nadel wird wieder zur langen Kante hin gekreuzt, und es wird wie zuvor ein breiter, aber oberflächlicher Stich gemacht.
8. Die Nadel kreuzt wieder zum kurzen Rand, wo ein schmaler, aber tiefer Biss erfolgt.
9. Dieser Vorgang wird wie eine Laufnaht fortgesetzt, bis die Naht über die gesamte Länge der Wunde abgeschlossen ist.
10. Anschließend wird ein Kreuzknoten mit der losen Schlaufe aus dem vorherigen Abschnitt angebracht. Die beiden Enden werden abgeschnitten. **Abb. C: Nach Wundverschluss.**

FROST-NAHT

Die Frost-naht wird ausschließlich nach orbitalen Eingriffen verwendet. Sie wird verwendet, um das Unterlid in Position zu halten und ein postoperatives Ektropium (Umstülpen des Unterlids) zu verhindern, das aufgrund eines Ödems auftreten kann. Diese Technik wird wie folgt durchgeführt:

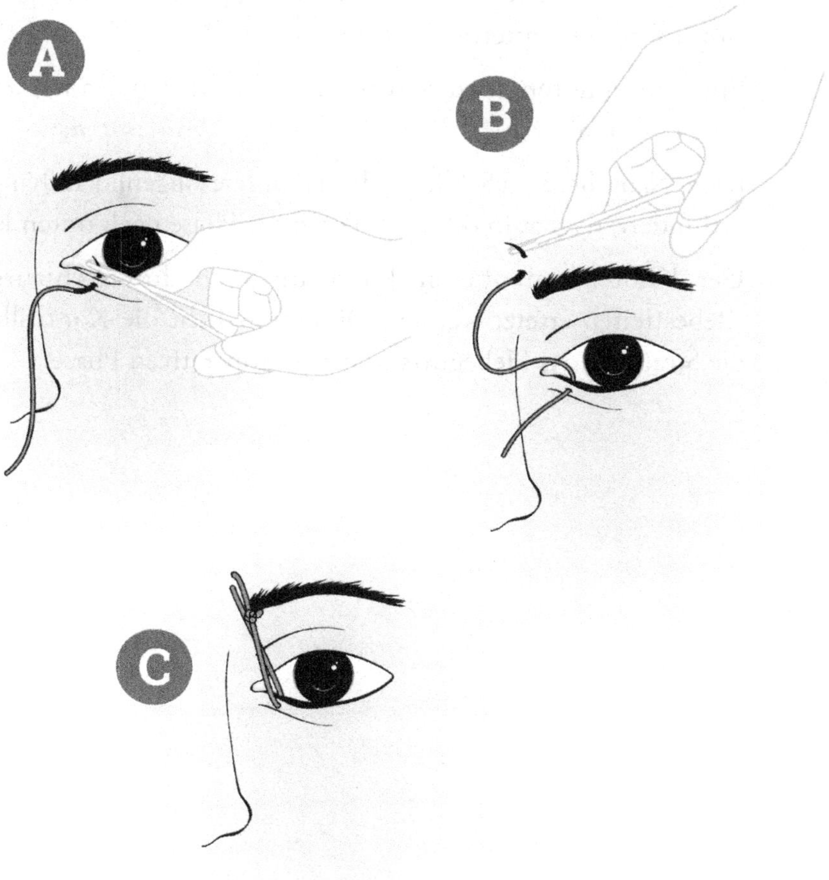

1. Die Nadel wird durch die Haut am Rand oder knapp unter dem medialen Teil des unteren Augenlids eingeführt.
2. Die Nadel tritt an der Bindehautschicht des Augenlids aus. Der Biss muss schmal sein, etwa 3 mm. Der Bediener muss darauf achten, das Punctum inferior und den Canaliculus unbedingt zu vermeiden. **Abb. A: Erster Biss.**
3. Die Nadel wird dann durch die Haut knapp medial der Augenbraue eingeführt und entfernt. **Abb. B: Zweiter Biss.**
4. Ein Kreuzknoten wird gesetzt und die beiden Enden werden abgeschnitten. **Abb. C: Nach dem Setzen des Knotens.**
5. Diese Naht dient als Schlinge, die das untere Augenlid aufhängt und verhindert, dass es in der postoperativen Phase nach unten kippt.
6. Der Knoten am oberen Teil kann auch durch chirurgische Klebestreifen ersetzt werden. Dies ermöglicht die Kontrolle über die Straffheit des Hebegurts in der postoperativen Phase.

DIE BOLSTER-NAHT

Diese Nahttechnik wird verwendet, um ein Stück Gaze auf der Operationsstelle zu befestigen. Sie ist nützlich bei Hauttransplantationen, bei denen das Hauttransplantat fest an der darunter liegenden Spenderstelle haften muss. Sie ist auch nützlich, um die Alarknorpel nach einer Nasenkorrektur zu stützen. Diese Technik wird wie folgt durchgeführt:

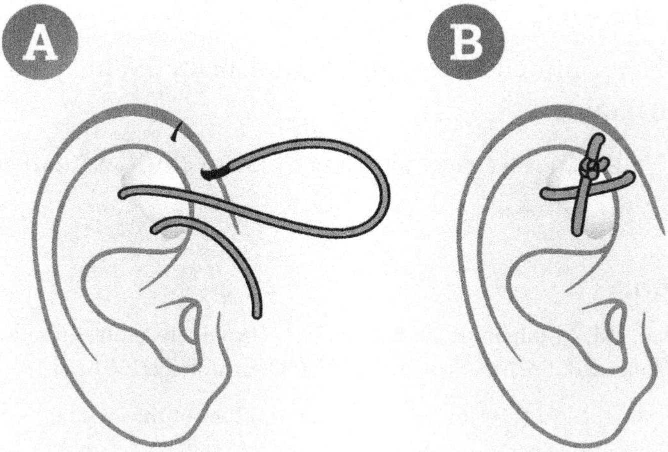

1. Ein Stück Gaze wird auf die Hautoberfläche gelegt. Der Bediener sollte die Nähte um das Stück Gaze herum auf einem imaginären Kreis platzieren.
2. Die Nadel wird in der 6-Uhr-Position durch die Haut gestochen und in der 9-Uhr-Position wieder herausgezogen.
3. Die Nadel wird dann waagerecht in die 3-Uhr-Position übergezogen.
4. Die Nadel muss an dieser Stelle die Haut durchstechen und in der 12-Uhr-Position wieder austreten. **Abb. A: Nadel tritt bei 12 Uhr aus.**
5. Die Nadel mit dem Nahtmaterial wird wieder in die 6-Uhr-Position übergefahren.
6. Ein Kreuzknoten wird gesetzt, und beide Nahtenden werden abgeschnitten.
7. Das Nahtmaterial fixiert die Gaze in Form eines „X" darüber. **Abb. B: Endgültige „X"-Form.**

Referenzen:

1. Casparian JM, Monheit GD. Surgical pearl: The winch stitch—a multiple pulley suture. Journal of the American Academy of Dermatology. 2001 Jan 1;44(1):114-6.
2. Yotsumoto T, Mori R, Uchio Y. Optimum locations of the locking loop and knot in tendon sutures based on the locking Kessler method. Journal of orthopaedic Science. 2005 Sep 1;10(5):515.
3. Connolly KL, Albertini JG, Miller CJ, Ozog DM. The suspension (Frost) suture: experience and applications. Dermatologic Surgery. 2015 Mar 1;41(3):406-10.
4. Kouba DJ, Miller SJ. "Running Pleated" Suture Technique Apposes Wound Edges of Unequal Lengths. Dermatologic surgery. 2006 Mar;32(3):411-4.
5. Sadick NS, D'amelio DL, Weinstein C. The modified buried vertical mattress suture: a new technique of buried absorbable wound closure associated with excellent cosmesis for wounds under tension. The Journal of dermatologic surgery and oncology. 1994 Nov;20(11):735-9.

SELBSTEINSCHÄTZUNG

1. Welche der folgenden Nähte können durchgeführt werden, ohne Nahtzeichen auf der Hautoberfläche zu hinterlassen?
   a. Subkutane Naht
   b. Windennaht
   c. Laufende Faltennaht
   d. Vertikale Matratzenhautnaht

2. Welche der folgenden Techniken ist ideal für den Verschluss von Darmdefekten?
   a. Kreuznaht
   b. Subkutane Naht
   c. Raffnaht
   d. Kessker's Verriegelungsschlaufennaht

3. Die Frost-Naht ist eine spezielle Nahttechnik, die welche der folgenden Strukturen suspendiert?
   a. Oberes Augenlid
   b. Unteres Augenlid
   c. Ligamentum suspensum von Lockwood
   d. Ductus nasolacrimalis

4. Welches der folgenden Nahtmaterialien ist für das Einsetzen von Lappen in ihr Empfängerareal sinnvoll?
   a. Lembert-Naht
   b. Subkutane Naht
   c. Laufende Faltennaht
   d. Raffnaht

5. Welches der folgenden Nähte wird zur Sehnenreparatur verwendet?
   a. Cushing-Naht
   b. Lembert-Naht
   c. Kessler-Verschlussschleifennaht
   d. Laufende Faltennaht

6. Welche der folgenden Nähte ermöglicht den Verschließen sowohl der tiefen als auch der oberflächlichen Schichten mit einer einzigen Naht?
   a. Laufende Faltennaht
   b. Kreuznaht
   c. Raffnaht
   d. Vertikale Matratzenhautnaht

7. Welches der folgenden Nähte eignet sich zum Verschließen von Wunden, die unter großer Spannung stehen?
   a. Laufende verriegelte Naht
   b. Subkutane Naht
   c. Windennaht
   d. Kessler-Verschlussschleifennaht

8. Welche der folgenden Nahttechniken ist bei atrophischen Wunden sinnvoll?
   a. Cushing-Naht
   b. Gitterförmige Naht
   c. Lembert-Naht
   d. Windennaht

9. Die Cushing-Naht ist genau wie die einfache Laufnaht, mit dem folgenden wichtigen Unterschied
   a. Der Kreuzknoten wird am Anfang nicht gebunden
   b. Die Stiche sind parallel zu den Wundsäumen ausgerichtet
   c. Der Kreuzknoten wird durch den Aberdeen-Knoten ersetzt
   d. Jeder einzelne Stich wird durch Umschlingen verriegelt.

10. Diese Nahttechnik bietet eine gute Ästhetik und Hämostase, ist aber nicht sehr sicher.
   a. Kreuznaht
   b. Subkutane Naht
   c. Raffnaht
   d. Windennaht

KAPITEL 6

Postoperative Versorgung Der Genähten Wunde Und Komplikationen

Jede genähte Wunde, die der äußeren Umgebung ausgesetzt ist, erfordert eine postoperative Pflege. Dies gilt natürlich nicht für temporäre Nähte, wie z. B. Schienennähte, die am Ende des chirurgischen Eingriffs entfernt worden wären. Ligierte Blutgefäße müssen auch nach dem Eingriff nicht versorgt werden, es sei denn, die Ligatur verrutscht. Bei anastomosierten Blutgefäßen müssen jedoch eventuell Vorsichtsmaßnahmen getroffen werden.

POSTOPERATIVE PFLEGE VON GENÄHTEN INZISIONEN UND RISSWUNDEN

Wundversorgung:

- Unmittelbar nach dem Setzen der endgültigen Naht muss die Wunde verbunden werden, um sie vor Staub und Kontamination zu schützen.
- Verwenden Sie niemals trockene Gaze auf der Wunde, da diese mit dem Wundsekret verkleben kann und später nur mühsam zu entfernen ist.
- Mit Antibiotika imprägnierte Paraffingaze (z. B. Sofra-Tulle oder Bactigras) sind ideal.

- Alternativ kann eine antibiotische Salbe, wie z. B. Framycetin-Creme, als dünne Schicht auf die Wunde aufgetragen werden, und darüber kann Gaze gelegt werden.
- Die medikamentöse Gaze wird dann mit chirurgischem Klebeband fixiert. Druckverbände können verwendet werden, wenn eine Schwellung an der Wundstelle zu erwarten ist.
- Bei Hauttransplantaten kann eine Gazepolsterung über dem Transplantat mit Überwendlingsnähten befestigt werden. Dies hilft dem Transplantat, am darunter liegenden Gewebe zu haften. Ein weiterer Verband kann auf der Nackenrolle mit Paraffingaze durchgeführt werden.

Pflege der genähten Wunde in den ersten Tagen:

- Die Wunde muss in den ersten 24 Stunden sauber und trocken gehalten werden.
- Die Verbände müssen mindestens 48 Stunden lang ungestört bleiben, es sei denn, es liegt eine übermäßige Durchnässung durch Blut oder Entzündungsflüssigkeit vor.
- Nach 48 Stunden kann die Wunde vorsichtig mit Kochsalzlösung oder Seife und sauberem Wasser gereinigt werden. Antibiotische Salbe muss periodisch aufgetragen werden.

Entfernen von Nähten:

Resorbierbares Nahtmaterial muss nicht entfernt werden. Nicht resorbierbares Nahtmaterial muss nach einem bestimmten Zeitraum entfernt werden, abhängig von der Wundheilung und der anatomischen Lage. Gut durchblutete Bereiche heilen schneller, daher können Nähte an diesen Stellen früher entfernt werden. Im Allgemeinen werden die folgenden Regeln für die Entfernung von Nahtmaterial aus verschiedenen Körperteilen befolgt:

- Die Nähte im Gesicht können in zwei bis drei Tagen entfernt werden.
- Nähte von Kopfhautwunden können innerhalb von fünf Tagen entfernt werden.
- Nähte an den oberen Gliedmaßen, der Leiste und der Mundhöhle können innerhalb von sieben Tagen entfernt werden.
- Nähte aus dem Bauchraum können in zehn Tagen entfernt werden.
- Nähte aus dem dorsalen Bereich des Körpers, dem unteren Rumpf und den Gliedmaßen können in zehn bis vierzehn Tagen entfernt werden.

Die Technik zum Entfernen von Nähten ist wie folgt:

1. Die Wunde muss zunächst mit salzgetränkter Gaze gereinigt werden, um brüchiges Narbengewebe und verkrustetes Blut zu entfernen.
2. Mit der Gewebezange muss der Knoten der Naht vorsichtig von der Wundoberfläche abgehoben werden.
3. Mit der Nahtschneideschere wird dann ein Ende des Nahtmaterials knapp unterhalb des Knotens abgeschnitten.
4. Mit der Pinzette wird sanft am Knoten gezogen, wodurch das Nahtmaterial vollständig aus dem Gewebe gleiten kann.
5. Der Vorgang wird wiederholt, bis alle Nähte entfernt sind.
6. Bei Laufnähten reicht es nicht aus, nur den Knoten zu schneiden. Jede Schlaufe der Laufnaht muss angehoben und abgeschnitten werden, und jeder Abschnitt muss einzeln entfernt werden.
7. Zum Entfernen von subkutanen Nähten muss der Knoten am Scheitelpunkt an beiden Enden durchtrennt werden. Die Naht kann vorsichtig aus der Wunde herausgezogen werden.

Komplikationen

Die folgenden Komplikationen können bei einer genähten Wunde auftreten.

- **Infektion der Wunde:**
  Dies geschieht, wenn die Nahtstelle mit Mikroorganismen kontaminiert wird. Anzeichen dafür, dass eine Wunde infiziert wurde, sind Schmerzen, Wärme und Rötung um die Wundstelle sowie unerklärliches Fieber. Es kann eine Dehiszenz der Wunde mit Eiteraustritt aus der Wunde vorliegen. Um dies zu bewerkstelligen, müssen einige Nähte entfernt werden, damit der Eiter vollständig abfließen kann. Die infizierte Wunde muss mit einem gründlichen Debridement und einer antibiotischen Spülung behandelt werden. Dem Patienten können auch systemische Antibiotika verabreicht werden.

- **Dehiszenz der Wunde:**
  Obwohl dies als Folge einer Infektion auftreten kann, können auch nicht-infektiöse Ursachen zu einer Dehiszenz der Wunde führen. Eine unzureichende Unterminierung des Gewebes vor dem Verschließen und das Nähen der Wunde unter Spannung kann zu einer Dehiszenz führen. Wenn die Wunde keine Anzeichen einer Infektion aufweist und weniger als 24 Stunden seit der Platzierung der Naht verstrichen sind, kann versucht werden, sie erneut zu nähen. Andernfalls ist es am besten, die Wunde durch sekundäre Intention heilen zu lassen, ohne eine Naht zu setzen.

- **Vernarbung:**
  Ästhetisches Nahtmaterial hinterlässt kaum Narben. Werden die Nähte jedoch nicht zeitnah entfernt oder hat sich das Nahtmaterial nicht mit der Wundschwellung ausgedehnt, können sich durch die Kreuzschraffur der Naht „Eisenbahnschienen"-Narben bilden.

- **Keloid-Bildung:**
  Keloide sind feste Massen von Narbengewebe, die weit über die Grenzen der ursprünglichen Wundsäume hinauswuchern. Dies wird

als eine Hyperreaktion des Körpers auf die Wundheilung verursacht. Obwohl Keloide chirurgisch entfernt werden können, können sie wiederkehren. Steroid-Injektionen können helfen, ihre Bildung zu verringern.

- **Hypertrophe Narbe:**
  Diese sind den Keloiden ähnlich, müssen nicht so stark proliferieren und beschränken sich auf die Wundsäume. Sie treten häufig in Gelenkregionen auf und können sich im Gegensatz zu Keloiden im Laufe der Zeit verkleinern. Die Exzision von hypertrophen Narben, gefolgt von festen Druckverbänden, kann deren Neubildung einschränken.

SELBSTEINSCHÄTZUNG

1. Welcher Teil der Naht muss bei der Nahtentfernung geschnitten werden?
   a. Der Knoten
   b. Das Nahtmaterial direkt unterhalb des Knotens
   c. Das Nahtmaterial direkt oberhalb des Knotens
   d. Das Nahtmaterial, das in das Gewebe eindringt

2. Welches der folgenden Produkte darf nicht direkt auf eine genähte Wunde gelegt werden?
   a. Paraffingaze
   b. Antibiotisch imprägnierte Gaze
   c. Trockene Gaze
   d. Antibiotische Salbe

3. Wann sollten Nähte an der oberen Extremität entfernt werden?
   a. 3 Tage
   b. 5 Tage
   c. 7 Tage
   d. 9 Tage

4. Welche Behandlung kann das Wiederauftreten von Keloiden verhindern?
   a. Antibiotische Creme
   b. Steroid-Creme
   c. Steroid-Injektionen
   d. Chirurgische Exzision

5. Welches der folgenden Merkmale ist kein klinisches Merkmal einer Wundinfektion
   a. Rötung der Wunde
   b. Eiterausfluss aus der Wunde
   c. Gleisbildung
   d. Dehiszenz der Wunde

Antwortschlüssel

KAPITEL 1

1. D
2. D
3. A
4. B
5. C
6. B
7. B
8. D
9. B
10. B

KAPITEL 2

1. D
2. B
3. C
4. B
5. B

KAPITEL 3

1. D
2. A
3. B
4. C
5. B
6. A
7. C
8. D
9. B
10. A

KAPITEL 4

1. A
2. B
3. B
4. C
5. C
6. B
7. B
8. C
9. A
10. D

KAPITEL 5

1. A
2. C
3. B
4. C
5. C
6. D
7. C
8. B
9. B
10. A

KAPITEL 6

1. B
2. C
3. C
4. C
5. C

Index

P

R

S

T

TRETEN SIE UNSERER COMMUNITY BEI

www.medicalcreations.net

Facebook Medical Creations
Instagram @medicalcreationsofficial
Pinterest pinterest.com/medicalcreations
Linkedin Medical Creations

Made in the USA
Monee, IL
04 November 2026

67385891R00075